歯並びで変わる あなたの第一印象

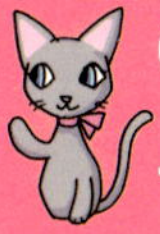

マウスピース型矯正治療

インビザライン

医療法人社団スマイルイノベーション理事長
尾島 賢治 監修

丸善プラネット

CONTENTS

歯並びで変わるあなたの第一印象
マウスピース型矯正治療
インビザライン

CONTENTS

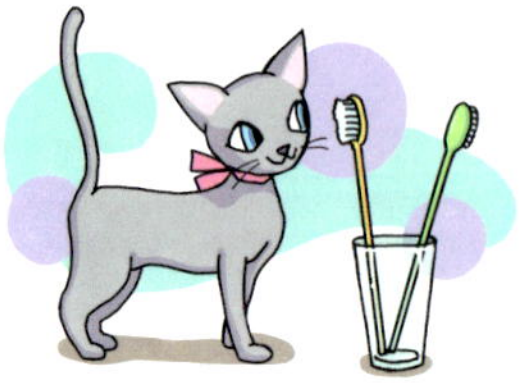

Introduction
～尾島先生のごあいさつ

みなさん、はじめまして。
私は東京都文京区にある
「本郷さくら矯正歯科」(医療法人社団スマイルイノベーション)の
歯科医師尾島賢治です。
この本を手にとった方の中には「自分の第一印象をもっと良くしたい」
そう思っている方も多いと思います。
私が矯正歯科診療に携わって20年、
「矯正歯科治療をしたいのに踏み出せない…」
そんな患者さまに多く出会ってきました。
私たちが今行なっている矯正歯科治療は、
少しでも快適に、そして、ご希望通りの歯並び、
健康な歯並びをご提供することができるように、
世界中を周って探してきたものです。
「自分の笑顔を好きになりたい」
その気持ちがあれば、この本の中に解決策が見つかるかもしれません。

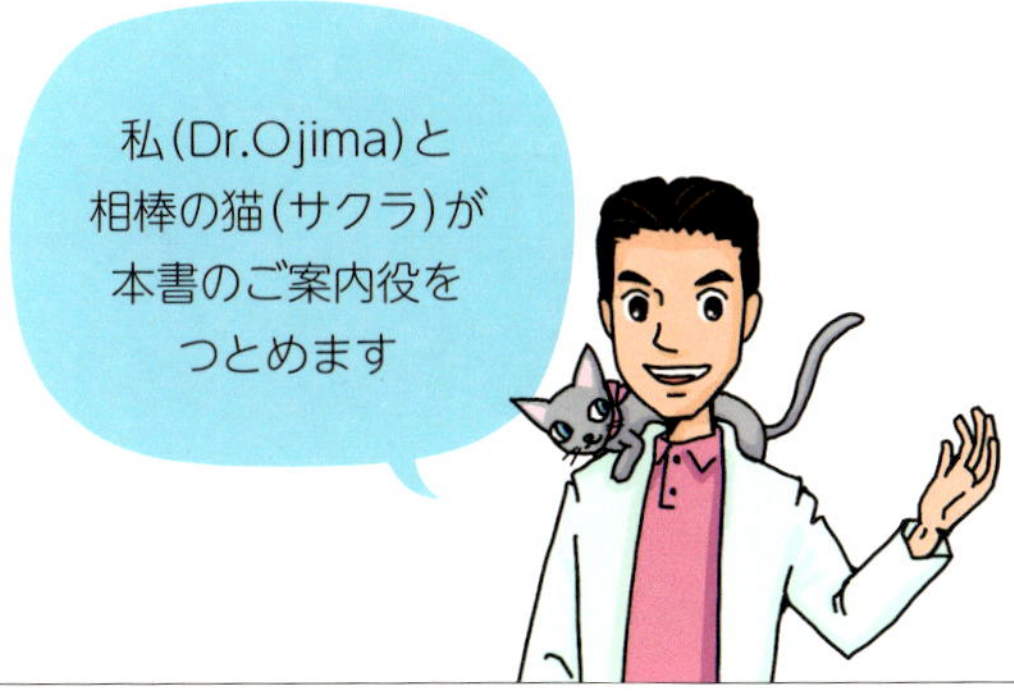
私(Dr.Ojima)と
相棒の猫(サクラ)が
本書のご案内役を
つとめます

当院でよくいただく質問を集めました

「インビザライン®矯正」について、みなさんはこんなことを思っていませんか？

歯列矯正治療をしないで放っておくと、どうなるの？

日本矯正歯科学会のホームページによると、次のようなことが考えられるということです。

①あごの正常な成長・発育が阻害される
②ますます歯並びやかみ合わせが悪くなる
③硬い食べ物を食べることが困難になる
④むし歯や歯周病になりやすく、歯の寿命が短くなる
⑤口元が悪く、劣等感を感じることがある

出典：日本矯正歯科学会ウェブサイト「矯正歯科治療のQ&A」より
http://www.jos.gr.jp/about/qa.html

「インビザライン」って何のこと？

米国アラインテクノロジー社が開発した歯にかぶせる透明なマウスピース型の装置（歯科では「アライナー」といいます）を使って、見た目を気にせずに歯を少しずつ動かす歯列矯正治療システムです。

詳しくは ⇒ Chapter6 ▶ P92、P102

マウスピースで歯は動くの？

はい、動きます。患者様それぞれのお口の状態にもよりますが、2週間に1枚マウスピースを取り替えていくことによって、約0.25㎜ずつ動かしていきます。

詳しくは ⇒ Chapter3 ▶ P48、
Chapter6 ▶ P84

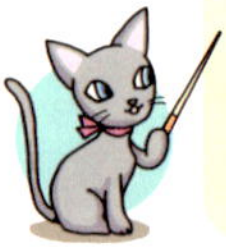

インビザラインは、抜歯が必要な治療はできない？

矯正歯科医師の技術力によります。当院では問題なくできることがあります。

詳しくは ⇒ Chapter3 ▶ P53

アラインテクノロジー社のホームページ：URL
https://www.aligntech.com/（英語）
http://www.invisalign.co.jp/（日本語）

インビザラインは、前歯を整えるだけの治療しかできない？

矯正歯科医師の技術力によります。当院では、奥歯を含む歯の移動を行う患者様がほとんどです。前歯だけの移動は、全体の10～20％くらいです。

詳しくは ⇒ Chapter4 ▶ P62、64

大人でもインビザライン治療はできるの？

はい、大人の方にこそやっていただきたい治療法です。また、永久歯のはえそろう前の10代から思春期のお子様向けのインビザライン治療もあります。

詳しくは ⇒ Chapter3 ▶ P57、Chapter6 ▶ P99

歯列矯正治療は歯の健康に影響があるの？

『歯周病治療の指針2015』（日本歯周病学会編）によると、次のように関係があるとしています。

「歯列不正には、歯周病罹患前から存在する歯列不正と、歯周病や習癖などにより引き起こされた歯列不正がある。いずれの場合も、**プラークコントロールを困難にするようなケースで、口腔衛生管理を行いやすい環境をつくる目的で、また、咬合干渉など咬合性外傷の原因となるようなケースでは、咬合異常を改善する目的で矯正治療を行う。**」

「プラークコントロールを妨げる歯の位置異常が存在する場合、あるいは歯列不正による咬合性外傷が明らかな場合には、**矯正治療を行うことで歯周治療の効果を高めることができる**。（中略）矯正治療により歯列が改善されると、口腔衛生管理が容易となり歯周組織の維持安定に効果的である。」

出典：『歯周病治療の指針2015』P63 、P44より抜粋

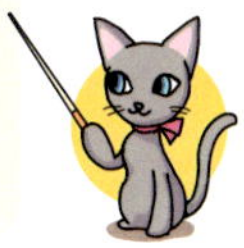

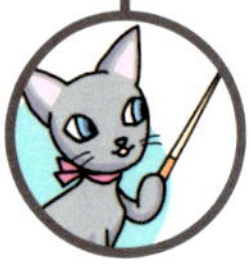

プロローグ

私が選んだ「インビザライン」
～その進化と魅力をお伝えします～

みなさんは、ご自分の笑顔が好きですか？

私はこの本を読んでくださっているみなさんに、自分の笑顔を大好きになってもらいたいと思い、この本を作りました。

20代のころの私は、前歯の歯並びが気になって、笑うときも無意識に口を閉じるようにしていました。私自身が、歯並びにコンプレックスをもっていたのです。そのため、矯正歯科に携わろうと決めたときに、勉強も兼ねて、自分の歯列矯正を始めました。

そのころは表側のワイヤー装置しか選択肢がなかったのですが、それでも治療中のあるときから、自分がなぜかポジティブな気持ちになっていることに気がつきました。さらに、すべての装置が外れたときには、自信さえ湧いてきたのです。自分でもまさかこんな気持ちになるとは思ってもいませんでした。

人前で思い切り、躊躇なく笑うことができるようになり、今でも歯列矯正をやってよかったと思い返すことがあるほどです。この体験によって、私はさらに矯正歯科治療にのめり込むようになりました。

第一印象は笑顔で決まる

アメリカの心理学者、アルバート・メラビアン氏によると、人の第一印象を決めるいくつかの要素のなかで、視覚（見た目）が50％以上を占めるそうです。しかもその印象は、3秒で決まるといいます。

あなたが誰かと初めて会ったときに、「ステキな人だな」と思う人はどんな人ですか？　私自身が思い浮かべる人は、全員が「笑顔のステキな人」です。美醜というよりは、自信をもって目の前の人にまっすぐに笑顔を向けられる人、という感じでしょうか。その笑顔が引きつっていたり、心がこもっていないようであれば、どんなに見た目のいい人でも印象はよいものにはならないはずです。


私は自分の体験をもとに、みなさんの笑顔を、これからの人生の中でさらによいものにするお手伝いをしたいと思い、本書を作ろうと考えました。私どものクリニックにいらっしゃる患者様の話を毎日のようにうかがううちに、みなさんが矯正歯科治療を決断する前には、大きく3つの壁があることがわかっていたからです。本書では、その一つひとつの壁を乗り越えて行けるように内容をまとめました。

1つ目の壁は、治療器具による見た目です。従来のワイヤー法による歯列矯正器具は、治療中の見た目が気になってできないという方も多いと思います。仕事に差し障る人もいらっしゃるでしょう。この本でおもにご紹介するのは、透明のマウスピース型歯列矯正器具を使用するインビザラインです。

インビザラインは、最新の歯科学を元にした、患者さんに優しい歯列矯正法です。

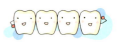

２つ目は、「矯正歯科治療をする必要が本当にあるのか？」という問いかけです。グローバル化が進む現代では、歯並びを整えることは身だしなみの１つ、しかも優先順位の高い身だしなみと考えられています。日本は残念ながら、歯並びにおいては後進国だと言われています。口腔内環境を整えることの価値や重要性について、これまで学ぶ場がなかったことが原因ですので、まずは歯列矯正治療の価値や重要性について知っていただきたいと思います。

３つ目は「どの歯科クリニックを選べばいいのか、そしてそこでは、ほんとうに思った通りの歯並びに、笑顔になるのか」ということです。長い期間とそれなりの金額がかかる治療ですので、不安があるのは当然です。本書でできる限りの不安を取り除けるように説明していきたいと思います。

私を魅了したデジタル矯正歯科治療

私が理事長を務める歯科クリニックでは、透明なマウスピースを使って歯列矯正をする「アライナー矯正」を専門としています。アライナー矯正にはいくつか種類がありますが、当クリニックではインビザラインシステムで治療を行っています。

プロローグ

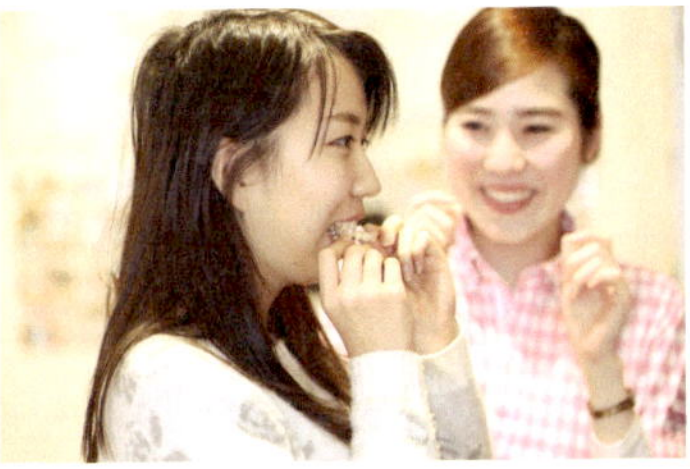

インビザラインは透明のマウスピース型矯正装置を使用する歯列矯正治療です

本書を手に取っていただいた方は、インビザライン・システムについてご興味をお持ちだと思います。まずは、私がどうしてインビザライン専門の矯正歯科治療を行うようになったのかを説明させていただきたいと思います。この説明は同時に、インビザライン（アライナー矯正）の簡単な歴史のご説明にもなっていますので、どうぞお付き合いください。

私が当院を開業した当初は、そのころに一般的だった歯の表側にワイヤー（ブラケット）をつける治療はもちろん、歯の裏側にワイヤーをつけるタイプの治療からアライナー矯正治療まで、あらゆる種類の矯正歯科治療を行っていました。そのため、患者様には「どの治療法がご希望ですか？」と選択をお任せするくらいでした。

その私がアライナー矯正にのめり込むきっかけとなったのは、インビザライン矯正歯科治療の診断で使うデジタルシミュレーションの存在でした。

私が大学を卒業して矯正歯科に入局した時には、歯型をとって石膏模型をばらばらにして治療計画をシミュレーションをする方法を習っていました。それが当時のスタンダードでした。その方法の精度をもう少し上げたいと思い、私は自分なりにパソコンを使って試行錯誤を繰り返していました。

しかし、イメージの参考にはなるものの、実際の歯と完全に一致させることは難しいものでした。

そのような折にアメリカ矯正歯科学会で、インビザラインを開発したアライン・テクノロジー社の〈クリンチェック〉というシミュレーションシステムを初めて見て、私は衝撃を受けました。歯型をとってそれをスキャンするのですが（注：今は直接口腔内をスキャンします）、そのデジタル画像は歯の原寸であり、実際の歯そのもので、ほんとうにリアルでした。

インビザラインの師匠、ドイツのシュープ先生から学ぶ

しかし当時、２００７年くらいでしょうか、私はまだ「インビザラインのアライナー矯正では簡単な症例しかできない」と思っていました。難しい症例（患者さんの歯並びの具合）ではやはり、ワイヤー（ブラケット）を使わないとできないと思っていたのです。それでも海外の学会にいろいろ参加して勉強していたのですが、ドイツのシュープ先生（Prof. Werner Schupp）の講演を２０１１年頃に拝見したときに「こんなに難しい症例もできるんだ！」と、また衝撃を受けました。そこでシュープ先生にお願いして、ドイツのクリニックに研修に通うようになったのです。

シュープ先生のクリニックに初めて研修でお邪魔したとき、私は「どのくらい難しい症例までできるんですか？」と今思えば大変失礼な質問をしたのですが、先生は「見たらわかるよ」とおっしゃってすぐにいろいろなケースを見せてくださいました。私はそれをドキドキしながら見ていました。そこ

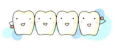

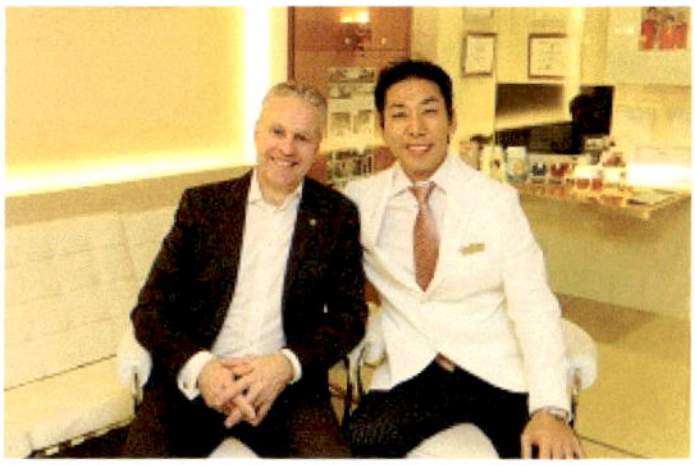

2013年、初来日されたシュープ先生に本郷さくら矯正歯科を訪問していただきました

から先生の術式や、治療結果の見事さにのめり込み、「また2週間後に行きます」「6日後に行きます」と、通い詰めるようになっていったのです。

当時、私はアライナー矯正だけで矯正治療を完了しているクリニックを見たことがなく、自分が現在のような治療法を確立するとは思ってもいませんでした。それでも通いつめているうちに、シュープ先生のクリニックのイメージが私の頭に刷り込まれていき、自分のクリニックでやるならこういうふうな流れでこういう感じで、とインビザラインを専門とする矯正歯科クリニックのイメージができていったのです。

人は何か新しいことを始めるときに、そのイメージができれば始められると言いますが、私はシュープ先生の研修でそれを学ばせていただきました。あとは、治療のゴールにどれだけ近づけていくかという課題が残っていました。

そのために、シュープ先生からはあらゆるものを学ばせていただきました。技術面はもちろん、シュープ先生の考え方などをどんどん学ばせていただくうちに、私はアジア人の患者様に合わせたアプローチを追加することで、自分が行うべき最善の方法論が見えてきたのです。

シュープ先生から学ばせていただいたことを、日本に戻って私の患者様の治療計画や結果と照らし合わせてフィードバックを得ることを繰り返していくうちに、インビザラインの奥深さを深く感じるようになっていました。そ

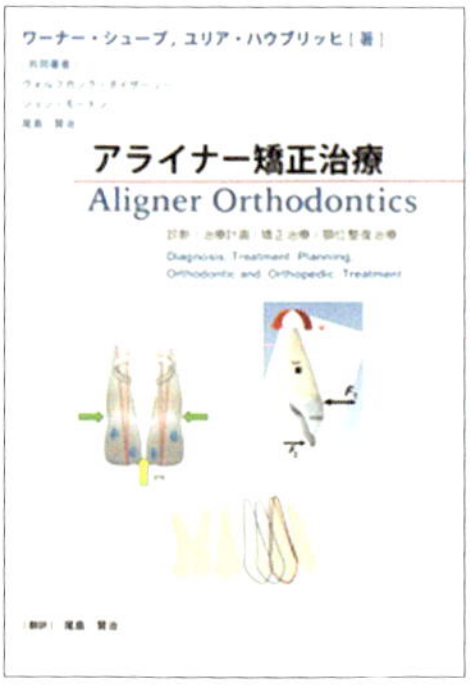

2015年にはシュープ先生と私の共同著者によるインビザライン矯正専門書「アライナー矯正治療」（丸善出版）が出版されました

してそのころには私はもう、インビザライン以外の治療は実施していませんでした。私にとってそれは自然な変化でした。

アライナー矯正の普及は世界規模で広がっている

そのような中で、私は2014年に「日本アライナー矯正歯科研究会」を立ち上げることになりました。この研究会を作ったきっかけは、私がのめり込んだこの矯正方法を当クリニックで見学したいという方や、学びたいという方が多くなっていったためです。

それまでは、スタディクラブといって、自分たちの仲間内で切磋琢磨し合う勉強会をしていたのですが、研究会にすることによって、私たちとこれまでご縁がなかった方でも、歯科医師であれば自由に参加していただける場を作りたかったのです。

私が研究会を立ち上げた年の4年前に、ドイツのアライナー矯正歯科学会が発足しています。アライナー矯正歯科学会としては世界で初めての学会で、私もそれに参加し、最先端のドイツの症例を学ぶことで、私たちも日本でこういうことをやりたい、というイメージを作っていきました。そして世界で2番目に、日本でアライナー矯正歯科研究会を設立することになったのです。

現在ではドイツ、台湾、イタリア、スイス、スペイン、フランスにもアラ

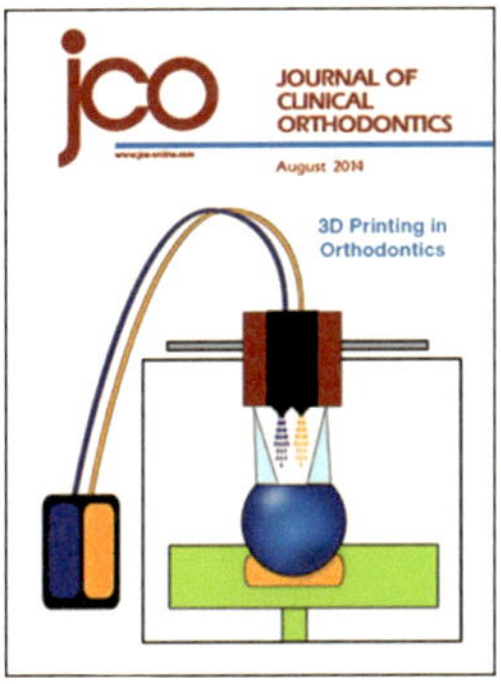

世界的な矯正歯科専門誌（JOC）に論文が掲載されています

イナー矯正歯科学会が立ち上がっています。当初からの繋がりで、私はその全部の国の学会で講演をさせていただきました。今後も、アライナー矯正歯科学会は世界的に広がっていくことでしょう。

学会での講演と併せて、私はこれまで、矯正歯科で世界的に権威のある論文掲載誌『JCO（Journal of Clinical Orthodontics：オルソドンティックは歯列矯正という意味です）』に論文を提出、6本が掲載されています。歯列矯正の論文を書いている方は大勢いらっしゃいますが、アライナー矯正（インビザライン）の論文の掲載は、今のところ日本人ドクターの中で私がいちばん多いようです。

2018年5月に米国の首都ワシントンD.C.で開催された「アメリカ矯正歯科学会」において私は、インビザラインについての講演を日本人のドクターとして初めて行いました。アメリカ矯正歯科学会（AAO）は世界最大規模であり、毎年、世界各国から1万人を超える歯科医師、スタッフたちが参加する歴史の古い学会です。初めて参加してから10年目を迎えた2018年の学会は、私にとって特別なものとなりました。本大会のドクタープログラム（Sceintific Doctor Program）において、インビザライン矯正治療の講演を行う機会をいただきましたことを大変感謝しています。

現在でも私は月に2回程度、海外の矯正歯科学会等で講演を行っていますが、未だに進化し続けるアライナー矯正、インビザライン・システムに魅せられ続けています。矯正治療を行う1人の歯科医師がこれほどまでにのめり込んでいる矯正歯科治療法について、そのエッセンスを患者様、読者の皆様に知っていただければ幸いです。

医療法人社団スマイルイノベーション
理事長　尾島　賢治

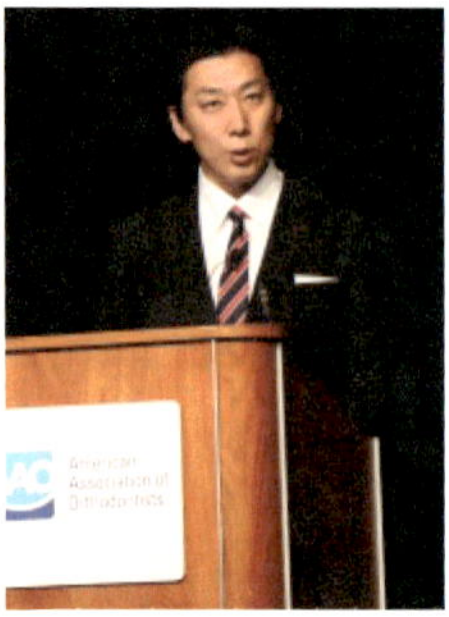

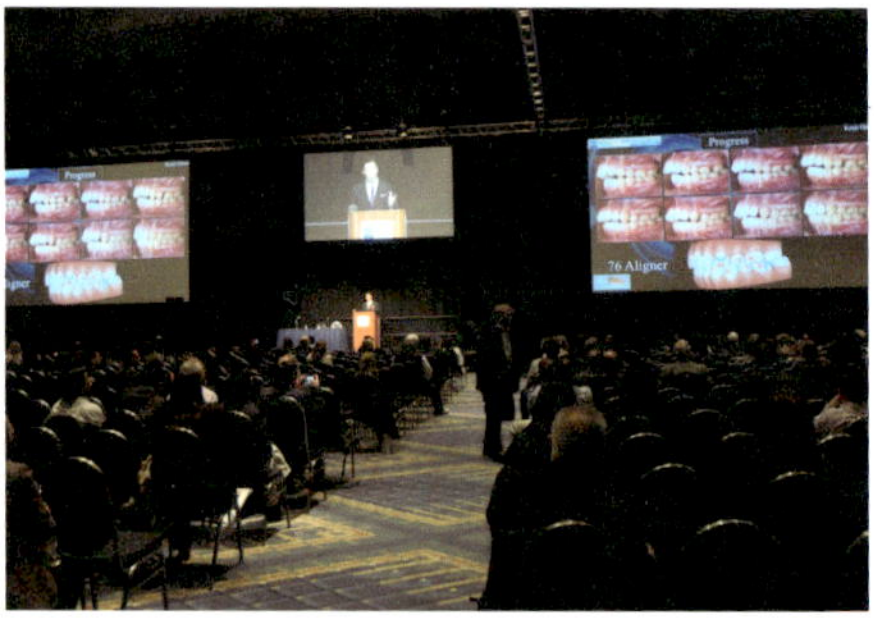

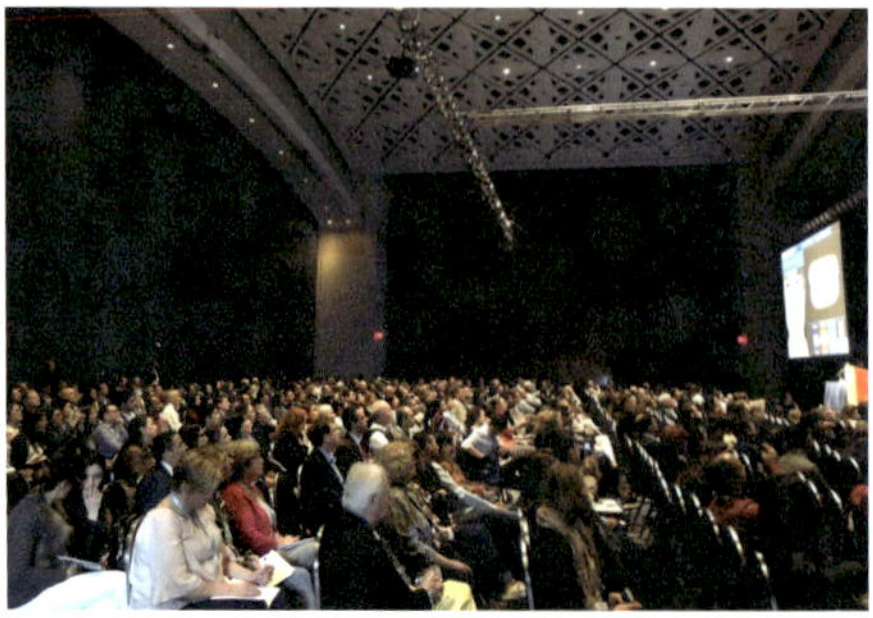

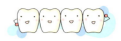

1500名収容できる大きなホールでのアメリカ矯正歯科学会の講演。大勢の先生方が参加してくださり、当院で行うインビザライン矯正治療について講演を行いました。

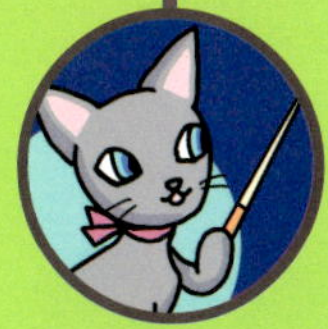

Chapter◆1
理想の歯並びで何が変わった？
～矯正治療された方のインタビュー

スマイルイノベーション矯正歯科で治療し、
美しい歯並びと最高の笑顔を手に入れた方たちは
ライフスタイルにどのような変化があったのでしょうか？
それぞれの立場で、それぞれの場所で
毎日を笑顔で過ごす４人の方に治療前後の感想をうかがいました。
また、インビザラインと当院の技術で治療が可能になった
不正咬合の治療例もご紹介します。

＊インタビュー＊

＊不正咬合の種類別治療例＊

case▶1

28歳・男性／海外の大学生

（写真・左）

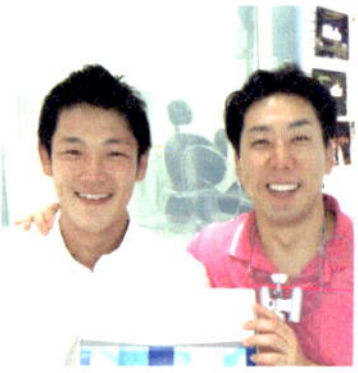

コミュニケーション能力を問われる海外で自信がもてました。プレゼンなど人前で話す場面でも、１００％の笑顔が出せます

Q 矯正治療をしようと思ったきっかけは？

A 兄弟はそんなに歯並びの悩みがなく、僕だけ八重歯だったので、幼少期からずっと気になっていました。海外で学ぶことをきっかけに矯正治療をしようと決めました。現在は海外の医学部の学生なのですが、その前はビジネスマネジメントを学んでいて、その頃からインビザラインを始めました。

Q インビザライン矯正の治療を知ったきっかけは？

A 最初はインターネットで従来のワイヤーの矯正治療を調べていたのですが、たまたま見つけて、インビザラインとは何なのか、病院によって何が違うのかというのを調べました。スマイルイノベーション矯正歯科を選んだ一番の決め手になったのは、インビザラインのダイヤモンドプロバイダー（インビザラインでの矯正治療者数が年間１５１人以上の歯科医院を表す。スマイルイノベーション矯正歯科は、２０１４年から５年連続表彰）だということで、それはすごいことなんだなと思い

QRコードを読み込むと、
このインタビューが動画でもご覧いただけます

ました。

Q 初めてアライナーを装着したときは？

A 痛いまではいかないんですけれども、歯がぐっと動いているという圧迫感はありましたが、最初の１枚目からだいたい数日たったくらいでそれもなくなって、徐々にスケジュールどおりに動くと気にならなくなりました。

Q 20時間装着することに関しては、どんな工夫をされていましたか？

A 海外にいっているときは頻繁に来院できないので気をつけてはいましたが、とくに意識しなくても20時間は普通に使用できました。

Q 矯正治療を終えて、全体の感想は？

A 海外にいたので、歯間ブラシなどを使って歯をきれいに保ち、むし歯にならないように気をつけるなど、自分だけで管理しなければいけなかったのですが、全然手間もないですし、期間もあっという間で、ほんとうにやってよかったなぁと思います。とくに海外に行ったときに、プレゼンなど人前で話すことが多く、そこで笑顔が１００％出せてすごくよかったです。矯正治療があったから今笑えるし、人間関係もうまくいくなぁという自信が僕の中にあるので、ほんとうによかったと思います。

case▶2

13歳・女性／中学生

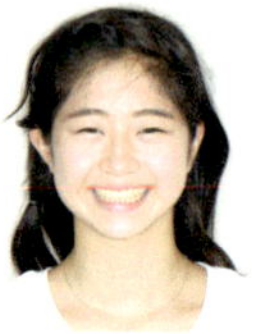

小さい子でもできる歯列矯正治療法
周りの人にも気が付かれないし、矯正治療を終えて、口を大きく開けて笑えるようになりました

Q 矯正治療をする前に悩んでいたことは？

A 歯並びが悪かったので歯みがきがしづらく、むし歯になりやすかったです。八重歯が2本出ていたので、ボールや人にぶつかったりしたときに一番始めに八重歯に当たるので、口の中を切ったりしましたし、笑うと歯並びが悪いので見た目が悪く、口を閉じて笑うようにしていました。

Q 矯正歯科クリニックは何箇所か行きましたか？

A 一番始めにここに来て、それですごくいいなと思ったのでここしか来ていないです。説明がていねいだったのでわかりやすかったし、先生方、スタッフのみなさんがすごくやさしかったので、ここでいいかなぁと思いました。

Q 初めてインビザラインのアライナーを装着したときの感想は？

A 少し痛みがあったし、食事のときに外さなければいけなかったので、ちょっと大変

QRコードを読み込むと、
このインタビューが動画でもご覧いただけます

かなと思ったんですけれども、インビザラインは外して食べて歯をみがくので、食べ物が歯に詰まらないしみがきやすかったので、すごく助かりました。

Q 矯正治療を終えての感想は？

A 口を大きく開けて笑うことができるし、みんなに「歯並びきれいだね」と言われるとすごくうれしくなります。もっとちっちゃい頃からやっておけばよかったなと思います。小さい子でもできる矯正だと思います。

Q 治療しているときは周りの人に気づかれましたか？

A ほとんど気付かれないんですけれども、至近距離だと「何か矯正してるの？」と言われたのですが、「うん、してるよ？」と明るく答えることができました。

Q 歯並び以外に治療をしてよかったことはありますか？

A 歯磨きがすごくしやすいし、食べ物もすぐとれる、というか詰まらない感じです。

case▸3

56歳・女性／医師

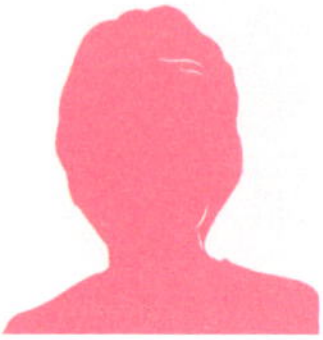

中高年こそ歯並びの美しさが自信につながる
歯科医師の情報量と信頼性が決め手でした

Q 矯正治療をする前に悩んでいたことは？

A 子供のころから歯並びが悪く、それが原因で顎《がく》関節症になり、あごがたびたび痛くなりました。そのため歯列矯正をしなければいけないとは思っていたのですが、ワイヤーの装置をつけるのが嫌で、矯正治療をせずにそのまま大人になってしまいました。それでもあごの痛みが出ると、「やっぱりやらなきゃ」と思い、金属を使わないクリニックを探して行くのですが、結局金属を使うという話になっていくんですね。それならやっぱり無理なのかしら、と思って諦めていたところ、たまたま雑誌で尾島先生のインビザラインの記事を見つけて、すぐこちらに伺いました。

Q 矯正歯科クリニック選びで重視したポイントは？

A 先生がお持ちのノウハウを、素人である患者にどれくらい説明をしてくださるか、それが一番大事なことだと思います。いろいろ知識をお持ちでも、何もおっしゃらずに「任せておけ」っていう先生もいらっしゃいますが、私自身が同じ医師という立場ですので、治療法を教えていただき、その中で自分も納得できるものをやりたいと思っています。そういう意味で、尾島先生はほんとうにいろんなことをすべて教えてくださった上でのスタートでしたから、安心してお願いできました。

Q 治療前のインビザライン矯正のイメージは？

A こちらに来てお話を伺うまで何も知りませんでしたので、無の状態です。尾島先生からの情報の量と質と、信頼できるという思いで即決しましたので、逆に違う歯科クリニックに行って、同じインビザラインでも不十分な知識しか伝えられなかったら、どうだったかわかりません。

Q 初めてアライナーを装着したときの感想は？

A 子供の頃、他のクリニックで一時的にワイヤー矯正をしていたことがあり、比べることができたので、まったく問題なしでした。多少押されている感じは当然あるわけですけれども、何の苦しみもなく、楽に受け入れられました。

Q 治療を終えて、周りの方の反応は？

A お友だちは「若々しいね」と言ってくれます。娘はもちろん治療をしたことを知っていますから、前と比べて「やっぱりぜんぜん違うもんだね」といってくれます。これから娘の結婚式に出たりするときに、きれいな状態でにこやかな笑顔の写真を一緒に撮れると思うと幸せです。

case▶4

33歳・女性／会社員

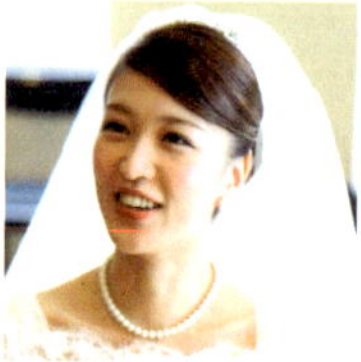

口元が気になって、カメラに対する抵抗がありました。他院で無理と言われた結婚式に間に合いました

Q 矯正治療をする前に悩んでいたことは？

A 上の歯が2つとも八重歯で、その後ろにさらに歯が隠れて2重になっていました。また、前歯が少し片側に斜めにゆがんでいました。かみ合わせも、かんだときにとても違和感を覚えてはいたのですが、ずっと長い間それで過ごしてきたので、慣れてしまっていました。

Q 矯正治療をしようと思ったきっかけは？

A 思春期の頃からずっと矯正したいなとは考えていて、むし歯の治療で歯医者さんに通ったときにも相談はしたのですが、なかなか歯列矯正には踏み出せずに長年なあなあになってしまっていました。結婚式の5カ月くらい前に、これは本気で矯正歯科を探さないとだめだなと思ってがんばりましたので、結婚式が一番のきっかけになりました。

Q インビザラインを知ったきっかけは？

QRコードを読み込むと、
このインタビューが動画でもご覧いただけます

Ａ むし歯治療で通っていた歯科クリニックで掲示されていたポスターです。しかし、私の場合はインビザラインの治療では結婚式に間に合わないんじゃないかと思っていました。実はこちらを含めて6箇所のクリニックに相談に行ったので、インビザラインが画期的な治療法だということを含めて詳しく知ったのですが、私の口元の状態では「ちょっと厳しいね」ということで、こちら以前には通うには至りませんでした。

Ｑ スマイルイノベーション矯正歯科に決めた理由は？

Ａ 何よりも尾島先生のお人柄、そしてスタッフの方のお人柄というのが、他の医院とは全然違っていたのが一番の理由ですね。たとえば、歯列矯正をすることはむし歯などの治療とはやはり違って、ちょっと恥ずかしいというか、自分の中で少し後ろめたさがある中で、先生方やスタッフの方にかけていただく一つひとつの言葉にすごく敏感になるのですが、そんな患者に対して、温かさや優しさや配慮をもって接していただいていることは、こちらに来てすぐに感じました。

6箇所通った中で、唯一尾島先生が「大丈夫、できます、結婚式の日には満足いく結果に必ずなります」って断言してくださったのが、すごくびっくりすることでした。そして治療に関することだけではなく、初めて来院した私に対して、一生で一番の晴れ舞台を経験させてあげようというような思いを一瞬で感じましたので、もうその日に即決しました。

Q ご自身の治療後の3Dシミュレーションを見てどう思いましたか?

A 他のクリニックで、治療後こうなるという説明をしてもらっても、説得力がないというか、信じられないという感じでした。しかしシミュレーションを見せてもらって「あっ、私、ほんとうにこういうふうになれるんだな」とすごく嬉しかった記憶があります。

Q 歯型をとるときのスキャニング（39、64ページ参照）**はどうでしたか?**

A 相談に行った他のクリニックで、粘土のようなもの（アルジネート）を使う普通の方法でとったことがあるのですが、実はうまくできなくて何回かとり直したことがありました。そういう経験をしていますので、とても快適で、こうも違うんだなと思いました。

Q 治療を終えられての感想は?

A 口元が気になって、カメラに対する抵抗がずっとありましたが、人生でこれほど写真を撮られることは結婚式以外ではないだろうと思うので、これを機に治療できてよかったなと思っています。主人も長い間私を見ていて、「明るくなったね」「ほんとうにやってよかったね」と言ってくれています。

症例❶

オープンバイト

治療後　　治療前

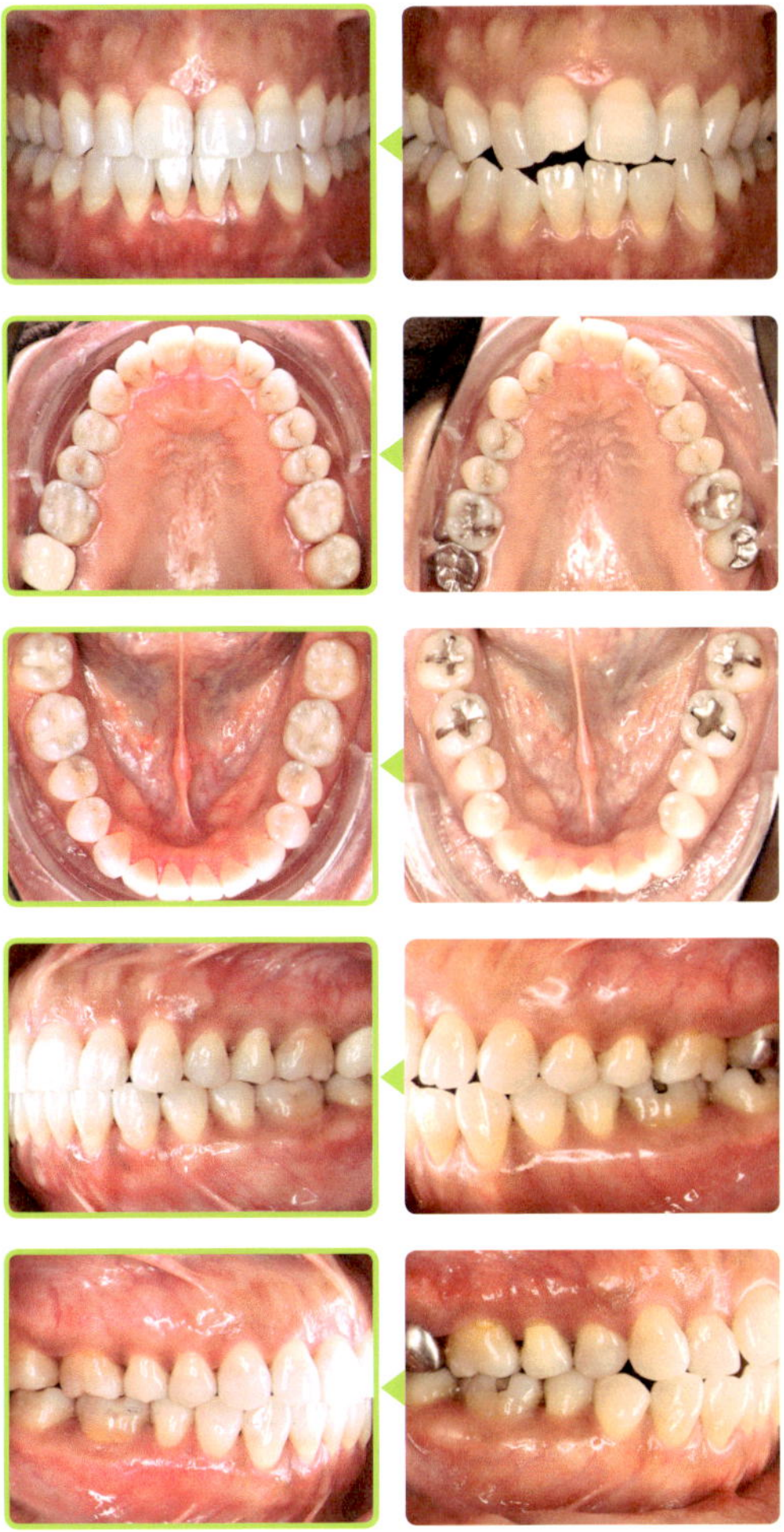

KARTE

40代・女性

■ 歯並びの悩み

・前歯でかむことができない
・前歯がガタガタしている

■ 治療期間

約5カ月

■ 治療プラン

歯を抜くことなく、奥歯を側方拡大して前歯の配列スペースを確保し、前歯は挺出移動（歯先のほうへ上下方向の移動）を行いました。

皆さんは前歯で物をかみ切ることができますか？　前歯に隙間があったり、発音時に空気が漏れたりすることがあったら、オープンバイト（常に前歯があいた状態）の可能性があります。

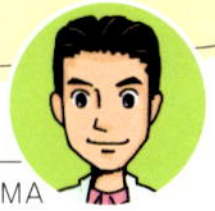

Dr.OJIMA

症例②

前歯の叢生《そうせい》①※

※76ページ参照

治療後　治療前

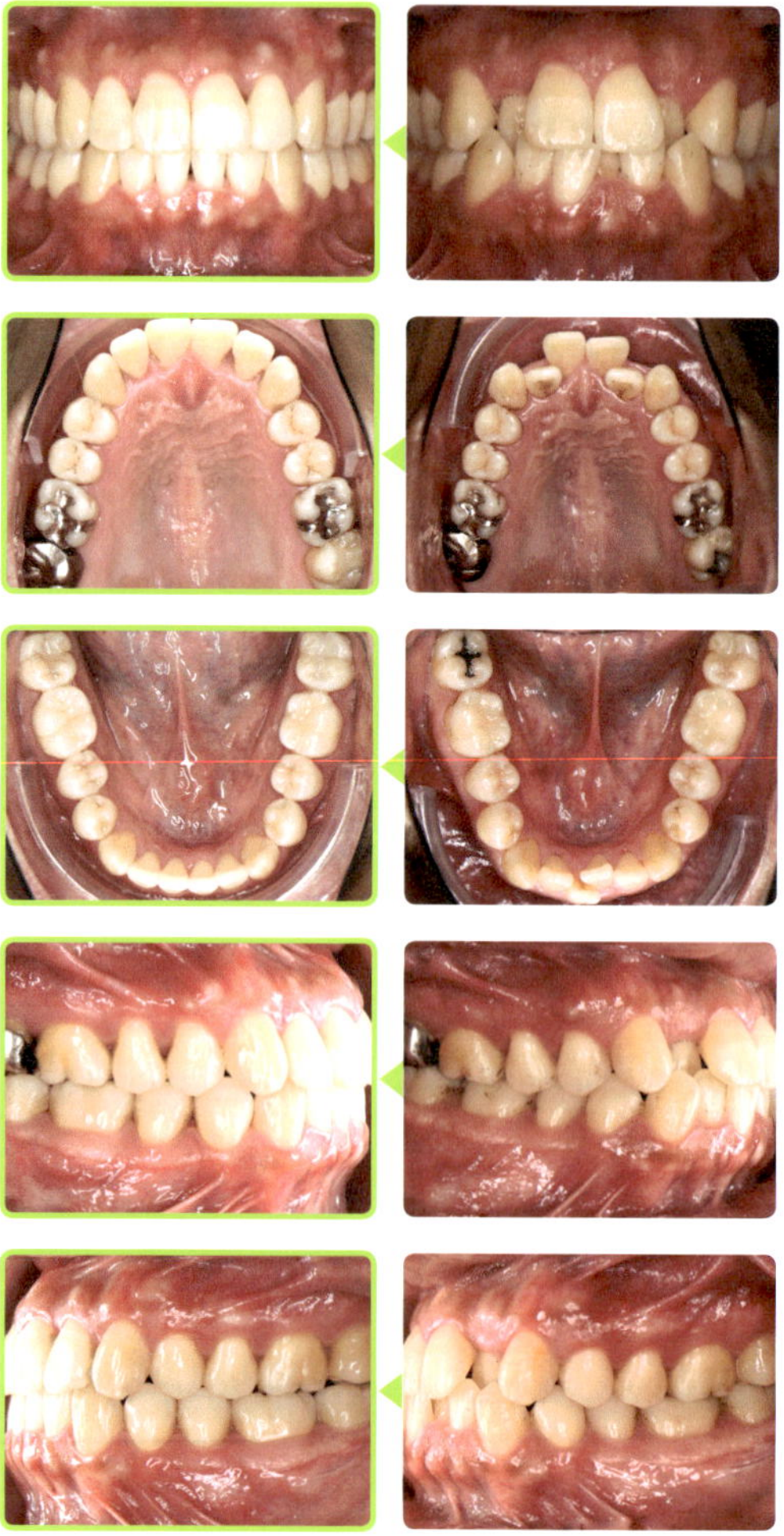

KARTE

30代・男性

■ 歯並びの悩み

・側切歯が反対咬合
・下あご前歯がガタガタしていて歯みがきが難しい

■ 治療期間

約6カ月

■ 治療プラン

歯を抜くことなく、奥歯の側方拡大と前歯のディスキング（歯をほんのわずか削ること。42ページ参照）を行い、配列しました。

上の歯が下の歯に比べて、内側に入っている部分はありませんか？　特に重度の場合は、歯みがきが難しいだけでなく、かみ合わせがずれてあごに痛みが出る可能性もあります。

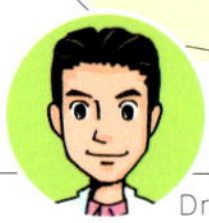

Dr.OJIMA

症例③

前歯の叢生②

治療後　治療前

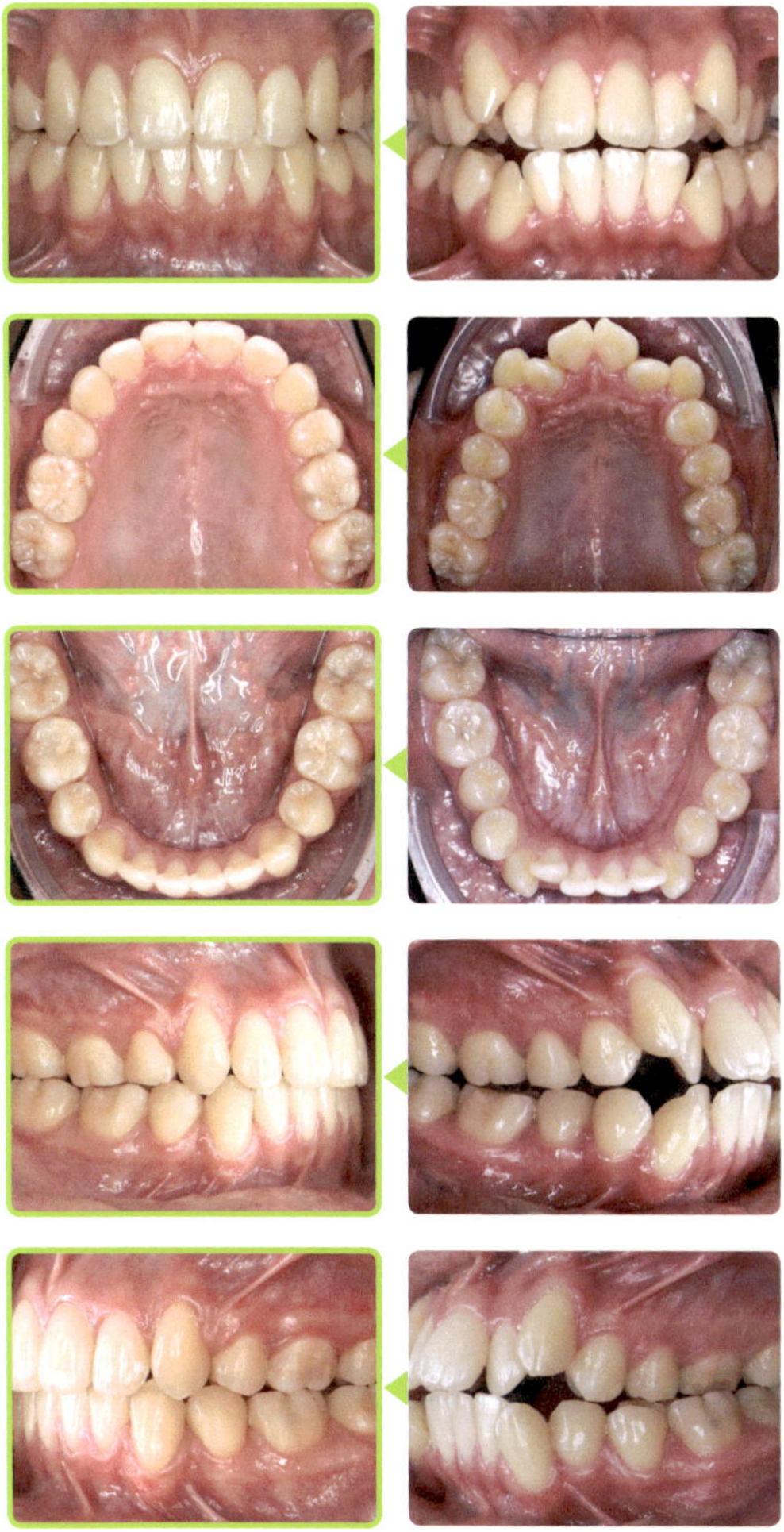

KARTE

10代・男性

■ 歯並びの悩み

・八重歯の見た目が気になる
・上下の前歯がガタガタで、歯みがきが難しい

■ 治療期間

約2年

■ 治療プラン

あごに対して歯を配列することが難しいため、小臼歯を4本抜歯して矯正治療を行いました。抜歯したスペースをインビザラインで閉鎖しました。

あごの成長はすでに終了しており、歯を配列するにはあごの大きさが不足していたため、小臼歯4本の抜歯後に矯正治療を行いました。高校生活の間に矯正治療が終了してよかったですね。

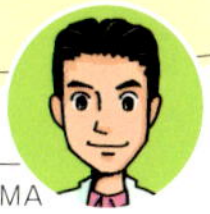

Dr.OJIMA

症例④

重度の叢生

治療後　治療前

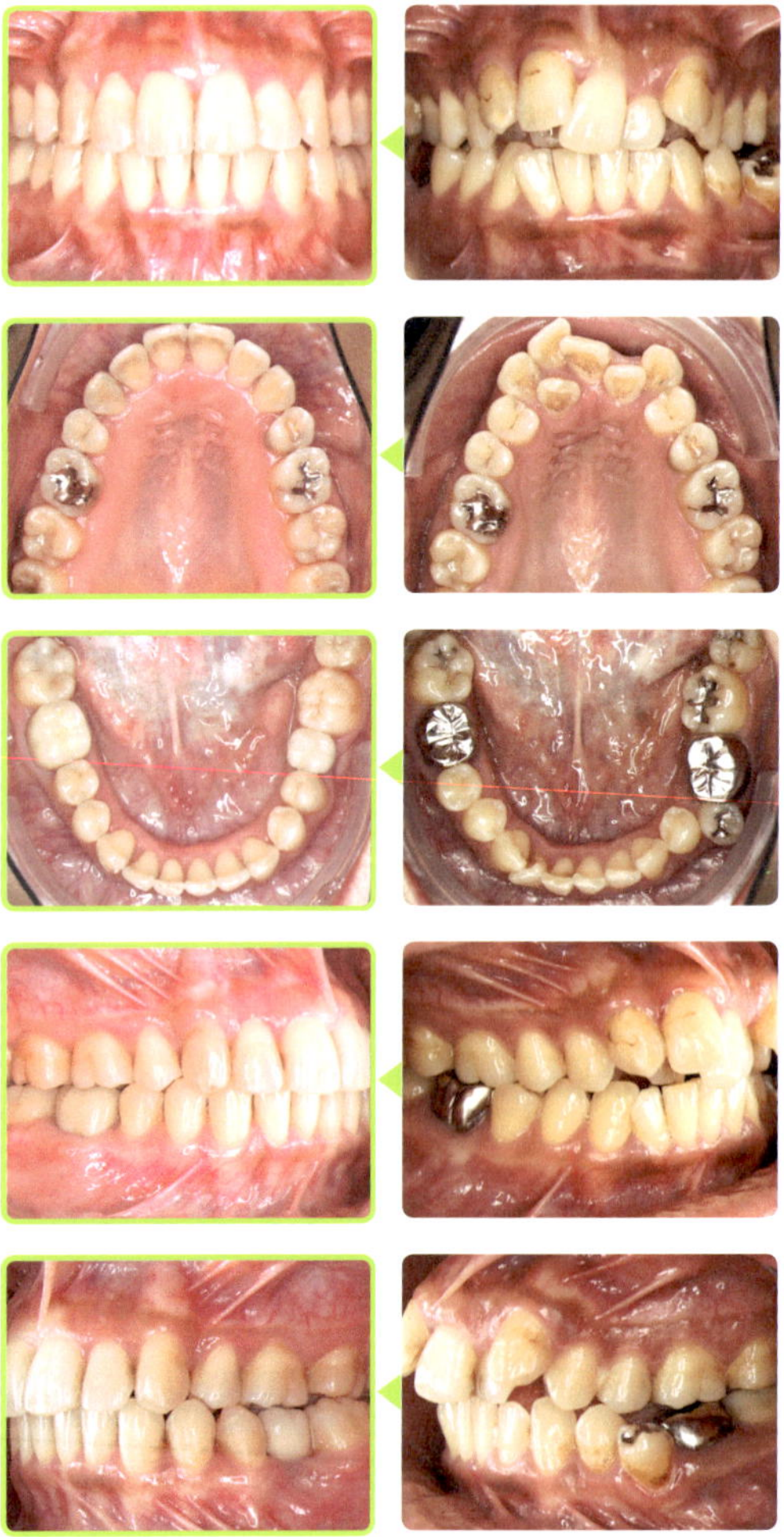

KARTE

20代・女性

■ 歯並びの悩み

・全体的な見た目が気になる
・半年後の結婚式までに見た目を改善したい

■ 治療期間

約14カ月

■ 治療プラン

あごに対して歯を配列することが難しいため、上あごは小臼歯を2本抜歯して矯正治療を行いました。下あご左側に予後不良(治療後の見通しがよくないこと)の歯を抜歯して、矯正治療終了後にインプラント治療を行いました。

結婚式や成人式など、矯正治療のゴールや目標となるイベントがあるのはよいことです。加速矯正治療にはさまざまな方法があるので、イベントまでの期間や治療プランに合わせて相談するとよいでしょう。

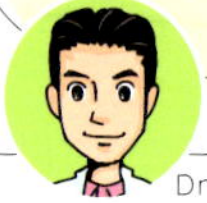

Dr.OJIMA

症例❺

重度の叢生 オープンバイト

治療後　　治療前

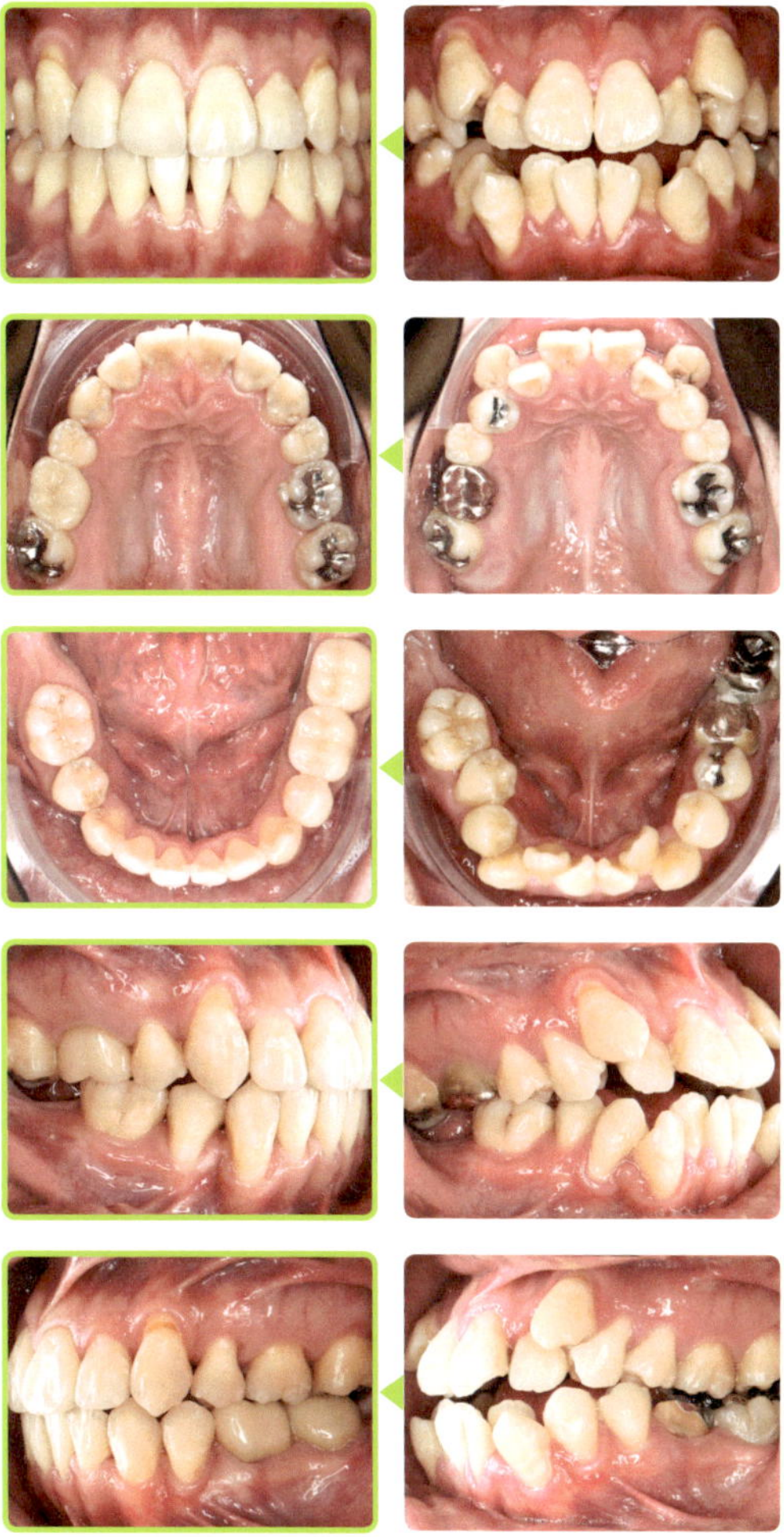

KARTE

20代・男性

■ 歯並びの悩み

・八重歯の見た目が気になる
・前歯で物を噛み切ることができない
・口が閉じにくく、発音しにくい

■ 治療期間

約13カ月

■ 治療プラン

あごの大きさに対して歯が大きく、配列するスペースがないため小臼歯4本の抜歯後に矯正治療を行いました。犬歯の移動には矯正用ゴム（43ページ参照）を使用しました。

歯並びが原因で、口が閉じにくくなっていたり、口呼吸の癖がついてしまったりすることはよくあります。口唇やオトガイ部に力を入れずに口を閉じることができているか、確認してみましょう。

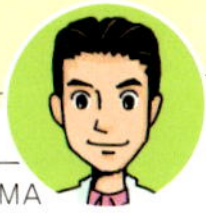

Dr.OJIMA

症例❻

前歯の出っ歯

治療後　　治療前

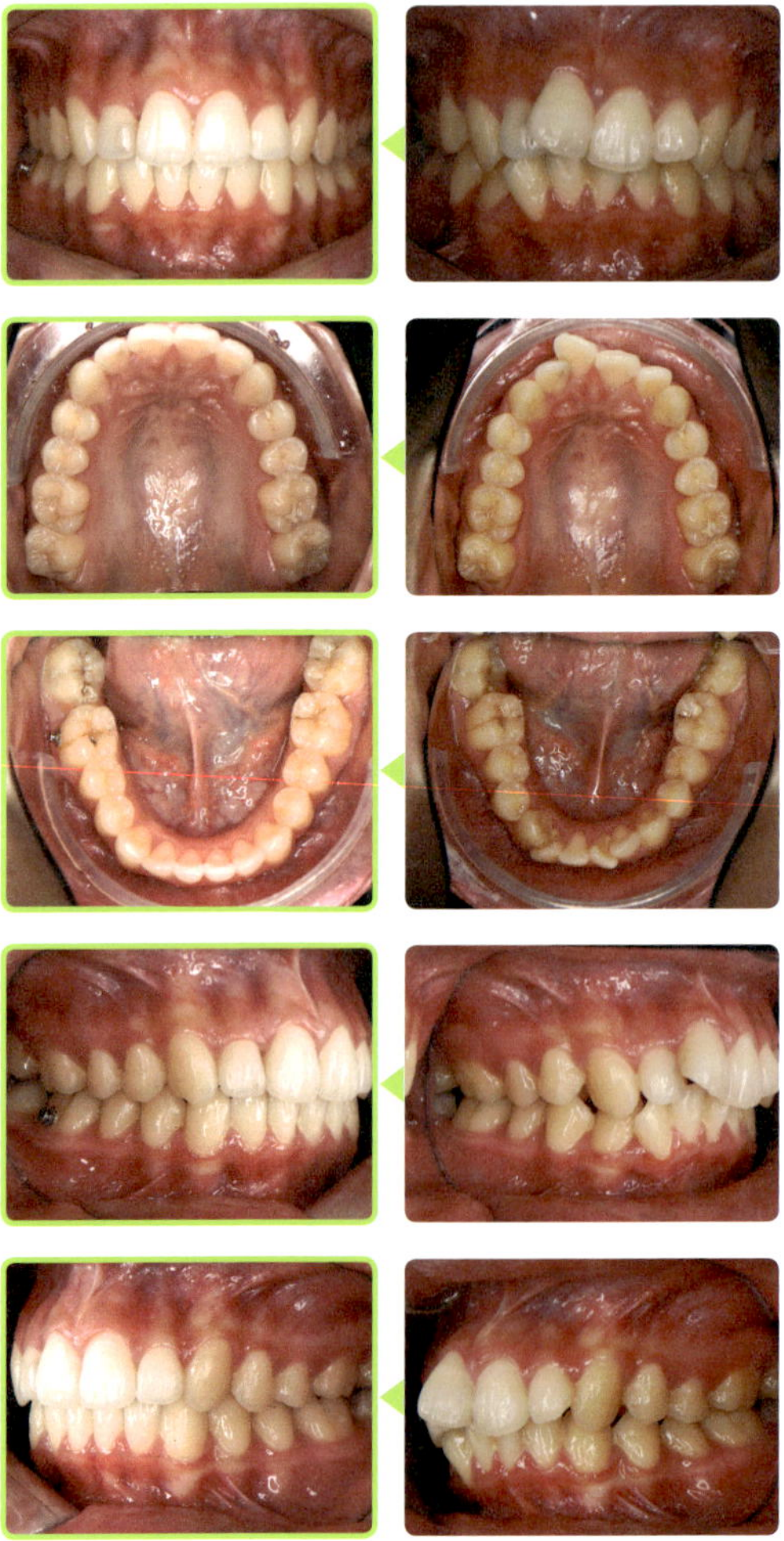

KARTE

10代・女性

■ 歯並びの悩み

・前歯の出っ歯と傾きが気になる
・1年後の成人式までに見た目を治したい

■ 治療期間

約14カ月

■ 治療プラン

矯正治療前に親知らずを抜歯し、そのスペースに奥歯を後方移動することで非抜歯による矯正治療を行いました。

矯正治療の時期が遅れた場合、小臼歯4本を抜歯する可能性があった症例です。10代後半～20代では親知らずの影響で歯並びが崩れることもあるので、親知らずを抜歯していない人は一度レントゲン検査を受けてみましょう。

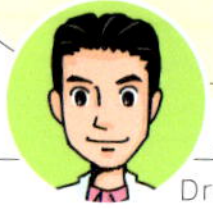

Dr.OJIMA

症例❼

前歯の傾き

治療後　　治療前

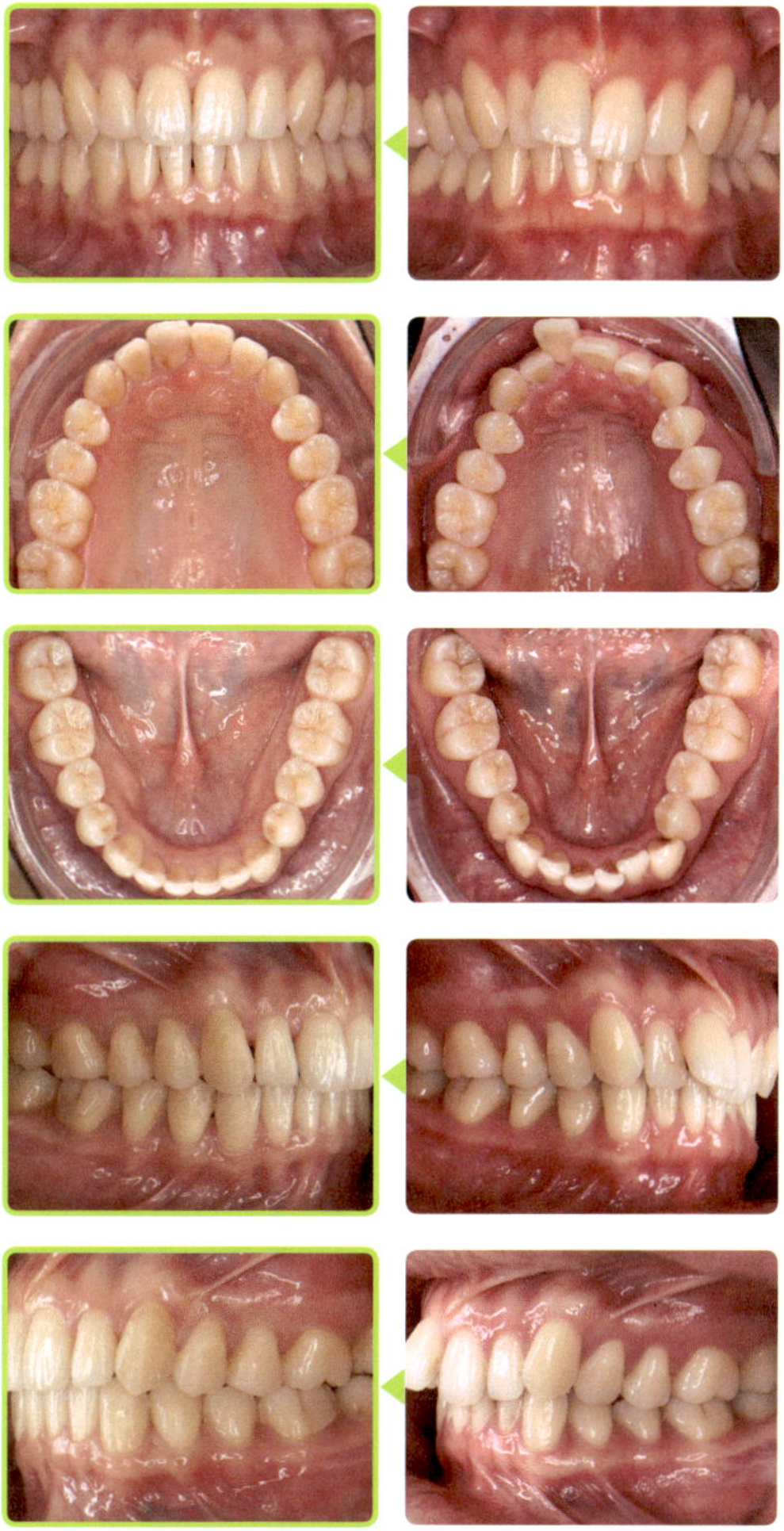

KARTE

20代・女性

■ 歯並びの悩み

・前歯の傾きが年々悪化している

■ 治療期間

約2年

■ 治療プラン

矯正治療前に親知らずを抜歯して奥歯を後方移動することで、非抜歯による矯正治療を行いました。治療中は矯正用ゴム（43ページ参照）を使用していただきました。

インビザラインでは歯を後方に移動させることによって、矯正治療のための抜歯が避けられるケースもあります。インビザラインを1日20時間装着していただき、治療が順調に進みました。

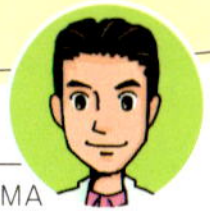

Dr.OJIMA

症例8

かみ合わせの深さ

治療後　治療前

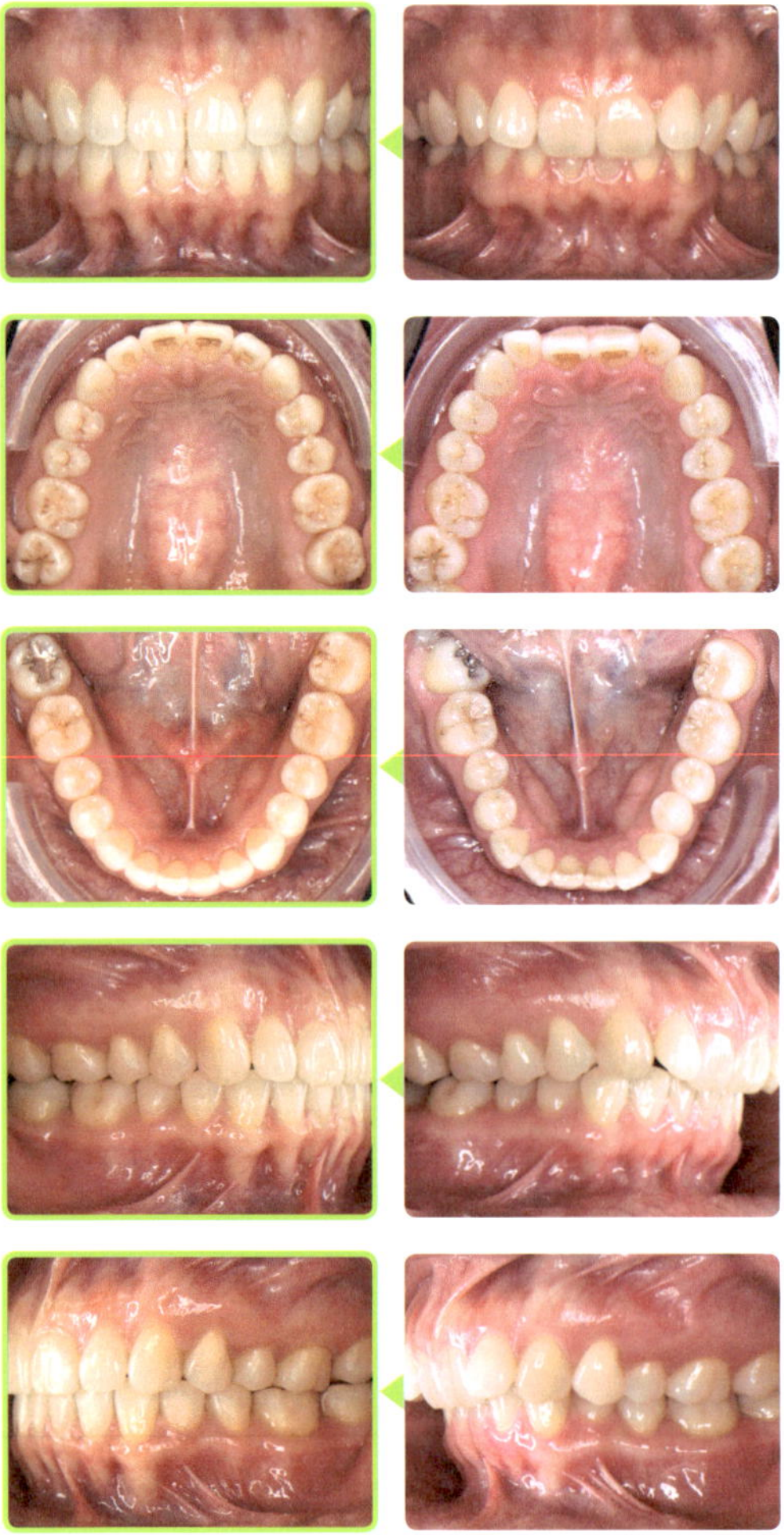

KARTE

40代・女性

■ 歯並びの悩み

・歯科クリニックでかみ合わせの深さを指摘された
・あごに違和感を感じることがある

■ 治療期間

約14カ月

■ 治療プラン

上あご奥歯の後方移動と前歯の圧下を行いました。

矯正治療は年齢に関係なく、治療を行うことができます。歯や骨の状態は、矯正治療前にレントゲンやCTでの精査が必要なので、まずはどのような治療方法になるか、検査を受けてみましょう。

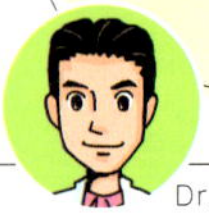

Dr.OJIMA

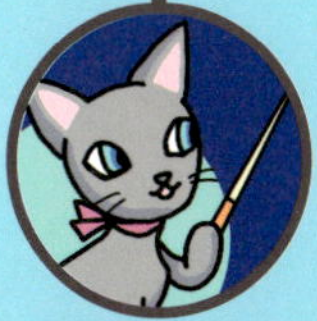

Chapter◆2
「アライナー矯正」の治療ステップ

～ご相談から治療、メンテナンスまで～

歯科医院選びに妥協は禁物 無料相談も利用して慎重に選んで

どんな歯科医院、歯科医師を選べばいいの？

歯列矯正を考えたとき、歯科医院選び、歯科医師選びはとても大切です。もしあなたにかかりつけの歯科医院があれば、そこで相談して、歯列矯正が得意な歯科医師や歯科大学病院を紹介してもらうことが可能です。しかし、かかりつけの歯科医院がない場合は「歯列矯正」を治療項目に掲げている歯科医院を自分で探すことになります。

歯列矯正は、お金も時間もかかる治療です。また、技術力はもちろん審美的なセンスも必要なので、矯正治療計画が決定的に合わないとなると、満足のいく治療にならない可能性もあります。

そこで、まずは話だけを聞きに行く「無料相談」などに出向いて、歯科医院や歯科医師の雰囲気などから確かめることをおすすめします。よさそうであれば、コンサルティング（具体的な相談）を受けてみましょう。

コンサルティングまでは無料だったり、治療方針に納得して治療を開始すれば無料（あるいは治療費に含まれる）になることも多いので、「相談をしたらそこで治療をはじめなければいけない」とは考えずに、自分に合った治療ができるところかどうかを、そこでしっかり見極めてください。

また「悪くなさそうだけど、他のところの話も聞いてみたい」と思うことはよくあることです。そのような場合は、治療を開始するかどうかの返事を保留

QRコードを読み取ると、
当院での「矯正相談の流れ（動画）」がご覧いただけます

して、他に気になる歯科医院でコンサルティングを依頼してみましょう。

歯科でもセカンドオピニオンが可能です

病気の治療法については、「セカンドオピニオン」が根付いてきつつありますが、歯科分野でももちろん、治療をする本人がしっかり納得して治療を開始できるように、専門家の意見を複数聞いてみることは大切です。とくに歯列矯正は高額で、治療も長くかかります。治療途中で歯科医院を変わることは可能ですが、器具を作りなおしたり、治療が長引いたりすることも多く、その分治療費がさらにかさんでしまいます。

「先生が嫌がるから」「自分ではわからないから」といって、歯科医師の説明を理解しないまま、不安や不満を抱えて治療を始めてしまうのは、治療する側（歯科医師）、される側のどちらのためにもよくありません。

治療方針を決める

自分の要望をきちんと歯科医師に伝え ベストの治療方針を模索しましょう

自分が納得できるまで歯科医師と話し合いましょう

歯科医院（歯科医師）選びの次に大事なのが、自分が納得できる治療方針と、治療後こうなっていたいという目標を、担当歯科医師と共有することです。

まずは自分が現時点で考えている要望（歯並びの理想の形、治療中の見た目、治療期間、抜歯を希望しないなど）を歯科医師に伝え、その要望をできるだけ達成するために最もふさわしい治療法を、自分が納得できるまで説明してもらい、双方が納得の上で治療を始めることが大切です。

希望の治療方針が叶えられない場合は、歯科医師にその理由をしっかり説明してもらいましょう。希望が通らない場合に考えられる理由はおもに、

①医学的に困難、もしくは現実的でない
②その歯科医師の得意分野ではない
③可能ではあるけれども費用と期間がかなりかかってしまう

の3点です。

①について補足すると、歯列矯正は美容整形とは異なりますので、医学的な診査・診断から外れたことはできません。そのため仕上がりに限界があることも知っておく必要があります。②であれば他の歯科医院なら可能かもしれません。③であれば、治療を受ける人の意欲や目的によるでしょう。このように整理して考えると、何が自分にとってベストな治療かが見えてきます。

一般的な矯正歯科治療とアライナー矯正歯科治療では、全く違う技術や知識が必要とされています。症例数が多い歯科医院では、さまざまな症例に対応しているために経験や知識が豊富。アライナー矯正治療の症例数が、歯科医院選択のひとつの目安になりますよ

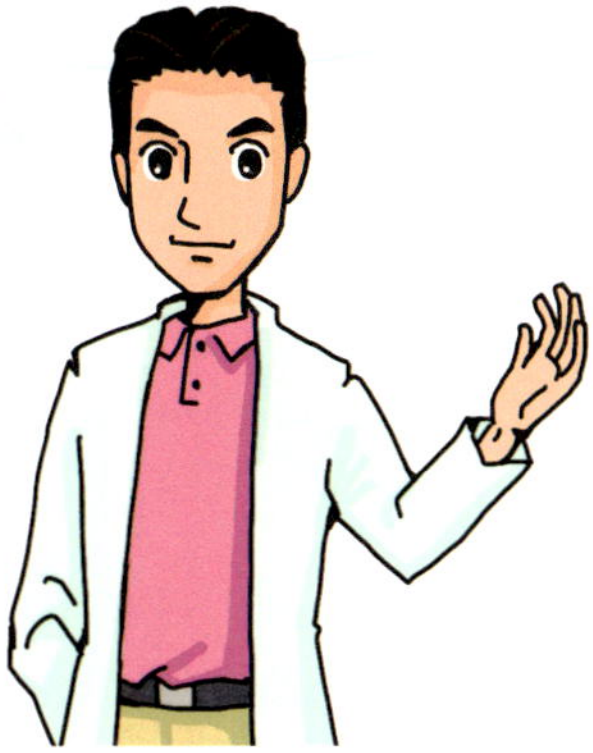

歯列矯正を行う歯科医師にお口の状態を診てもらいましょう

むし歯や歯周病、親知らずなど、歯列以外にお口の中に問題があることがわかっている場合でも、それらを先に治してからではなく、まず先に歯列矯正を行う歯科医師に診てもらうようにしましょう。

歯列矯正のための診査・診断は、すべての口腔内の治療に先立って行うと効果的です。むし歯や歯周病、親知らずなど、総合的に治療計画を立てるので、治療のタイミングなどについてもアドバイスを受けることができます。「何から治療すればいいのかわからない」、そのような場合は、一度総合的に歯列矯正の診断を受けてみるとよいでしょう。

インビザライン・システムの治療ステップ

技術の進歩で歯型もデジタル化 歯科医師の知識と経験が必要です

精密検査、診断をもとに治療方針を決め、アライナーを作ります

インビザライン・システムによるマウスピース型矯正治療を選択した場合、一般的なワイヤー矯正治療とは治療が始まる時から大きく違います。ここではインビザラインを例に、治療の進め方をステップごとに説明していきます。

※歯を配列するためのマウスピースを「アライナー：aligner」といいます（詳しくは102ページ参照）。

STEP❶ コンサルティング（相談）

お口の中についての悩み、治療の要望、ライフスタイルなどを担当ドクターに伝えます。ドクターからは、マウスピース型（＝アライナー）矯正（インビザライン）のメリット、デメリット、費用、予想される治療期間、他の治療法との違いなどの詳しい説明があります。

STEP❷ 精密検査・診断結果の説明

詳しい治療計画を立てるために、精密検査を行います。具体的には、口腔内診査、X線撮影、口腔内・顔面写真撮影、動画の撮影、歯型採りなどを行いま

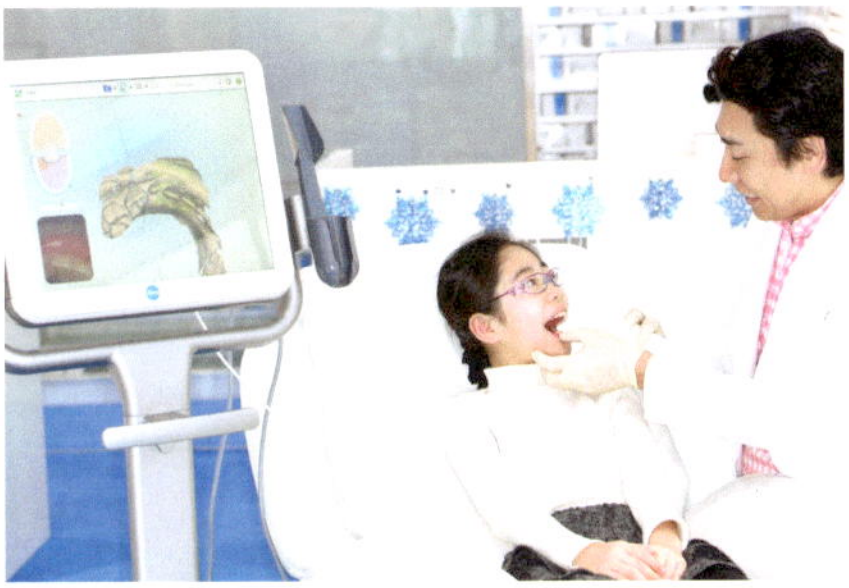

写真は、インビザライン専用のスキャニング機器で歯型のデータをとっているところです。歯型をとる際の苦しさがないのは嬉しいですね。これは患者様にとってもドクターにとっても画期的な技術革新なんですよ

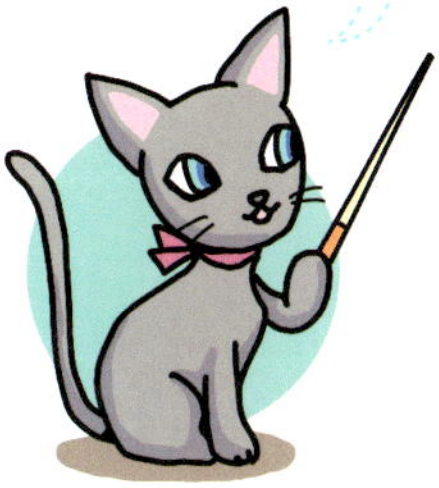

す。口腔内検査とは、かぶせ物、詰め物の状態、むし歯の有無と進行程度、歯周病などによる歯の動揺度、顎関節症があるかどうか、かみ合わせ、お口の衛生状態（歯垢、歯石の付着状態、口臭の程度）などを診ます。

検査時間は、およそ60分程度。後日、精密検査の結果を説明し、治療のための計画書や契約書類をつくります。

STEP 3 専用のスキャニング機器で歯型採り、歯の移動の３Ｄ動画化

インビザライン・システムによるによる矯正治療において、とても重要な治療ステップのひとつが「歯型をそのままスキャニングして歯のデジタルデータ化をする」ステップです。

今までは粘土のような材料で歯型をとって石膏模型を作り、その模型から歯のサイズや大きさの分析を行っていました。しかし、インビザライン・システムでは口腔内専用のスキャニング機器で全ての歯の形やサイズをデータ化します。所要時間は約2～5分程。今までのような歯型をとる際の苦しさ

QRコードを読み取ると
「iTero」を使用された方の感想（動画）がご覧いただけます

や大変さはもうありません。

インビザライン専用の口腔3D（立体）スキャニングシステム「iTero（アイテロ）」でとった歯型のデータは、画面上ですぐに確認ができます。模型を作り直したり、何度も来院する必要がないのもメリットです。

歯型のデータはすぐに米国のアライン・テクノロジー社に送られます。同社の独自のソフト（クリンチェック・ソフトウェア）を用いて、ドクターが治療完了までの歯の動きをシミュレーション（3D動画作成／クリンチェック・シミュレーション）し、治療計画を作成します。

STEP 4 アライナーの製作

アライナー矯正において大切な点のひとつが治療計画で、インビザライン治療において仕上がりの決めてとなる大事な工程です。またこの工程は、どの歯科医院でも同じ治療シミュレーションになるわけではなく、ドクターの経験や技術の差によって治療効果も変わってきます。

その後、ドクターと一緒にシミュレーションデータを見ながら、治療計画や期間などについての説明を受けます。患者さんが納得すれば、米国でアライナー製作が始まります。

歯型をとってから、治療終了までのすべてのインビザラインのアライナーが歯科医院に届くまで、およそ1カ月～2カ月かかりますが、治療計画の作成数によって個人差があります。

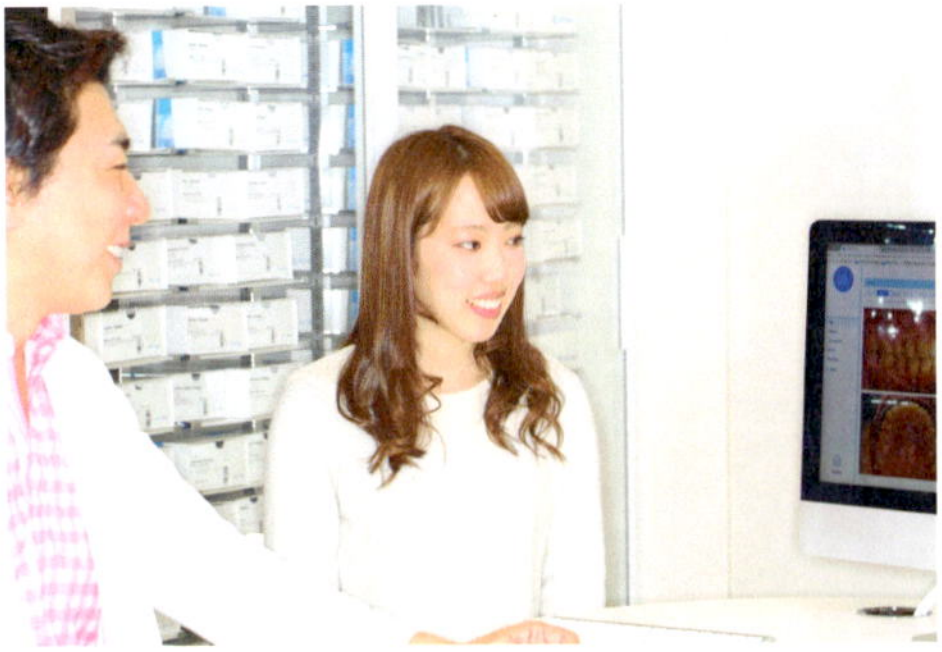

シミュレーションデータを見ながら、治療計画や治療期間についてご説明します

Dr.Ojima からの

アドバイス

インビザラインシステムは、どこの歯科医院でも同じではありません！

ドクターの知識、経験、技術などによりインビザラインの治療の適応範囲や仕上がりは全く違います。ただ「歯型をとってアライナーを渡せば歯が並んでいく」と思っている歯科医師や患者様もたくさんいらっしゃいますが、どの治療においてもドクター次第、クリニック次第で、決して同じではないと知っておいてほしいです。

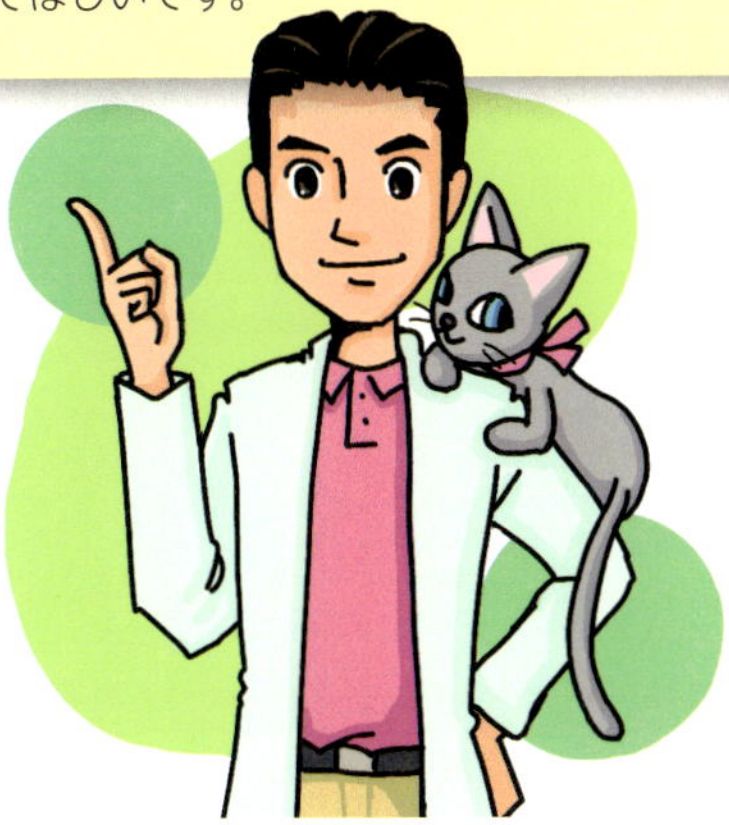

STEP 5 治療開始～治療中

アライナーが届いたら、いよいよ治療がスタートです。アライナーは治療開始から終了分までが一度に届きます。毎回、歯型を採る必要はありません。

担当のドクターやスタッフから、アライナーの着け方や装着時間、使用上の注意点などが説明されます。通常は一日20時間以上アライナーを装着し、食事と歯みがきの際には外します。そして、7日から2週間ごとに新しいアライナーに交換します。

治療途中で、次のような補助矯正などの装置を使用することもあります。

アタッチメント

歯の表面に歯の色と同じ突起をつけて、歯の回転や歯根の移動などの複雑な歯の移動にかかる力を調整します。アタッチメントの材料や装着方法は歯科医院によって異なります。

ディスキング（IPR）

歯の表面の組織、エナメル質をほんのわずかだけ削る処置をして、歯を配列するスペースを作る方法です。エナメル質の幅は約2～3㎜ですが、その約10分の1の0.2㎜ほどを研磨し、隙間を作ってその幅を利用して歯を並べます。

歯の幅を少しだけ小さくすることで、歯を並べるために健康な歯の抜歯をしなければならない可能性を回避したり、左右の歯の形態を整えることができます。

矯正用エラスティック（ゴム）

アライナーにリンガルボタンという装置を装着し、そこに透明（乳白色など）なゴム（エラスティックゴム）を引っかけて、ゴムの力で歯の移動を補助する方法です。

QRコードを読み取ると
「アライナー装着方法（動画）」がご覧いただけます

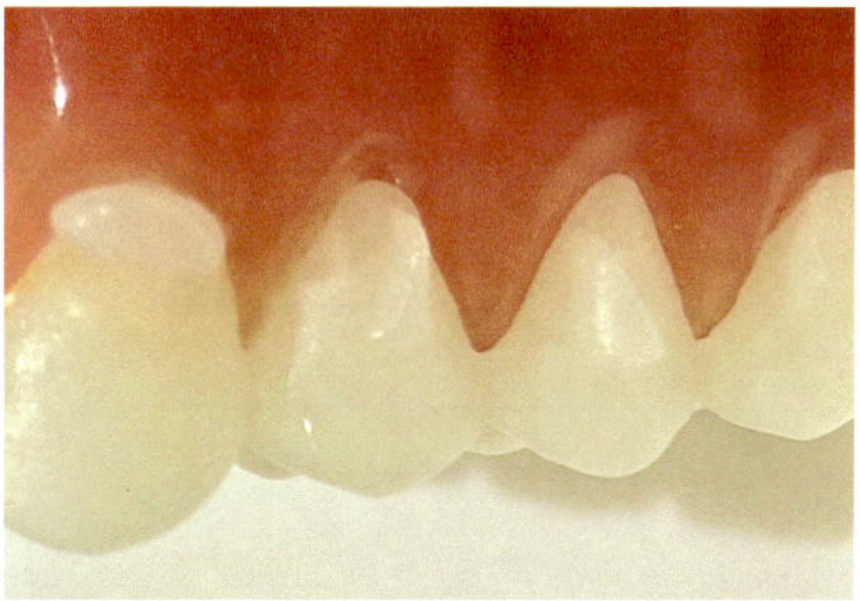

アタッチメント

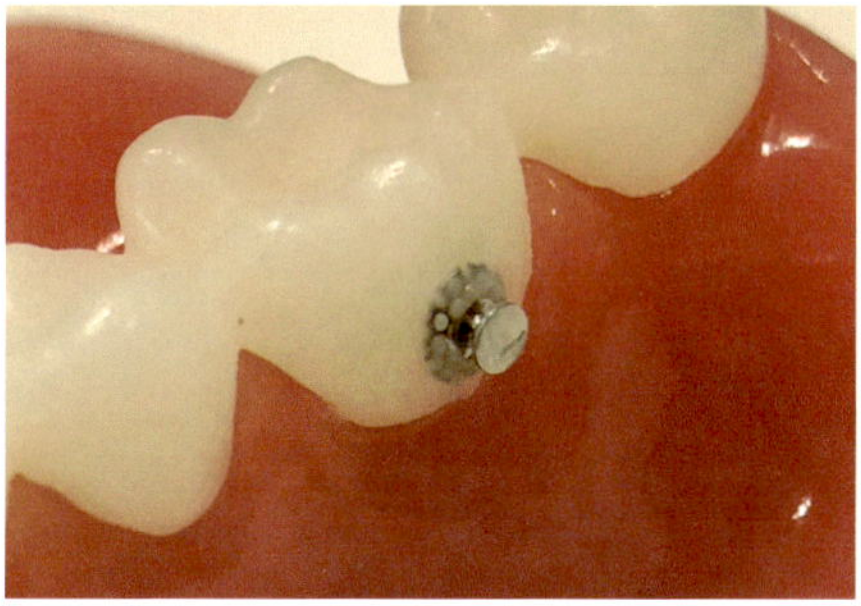

リンガルボタン

STEP 6 定期チェック

治療中は、歯の移動が計画通り進んでいるかを確認するため、1~3カ月ごとに定期チェックをします。

チェック内容は、アライナーと歯の適合状態、アタッチメントの有無（外れていないかどうか）、アライナーの装着時間、口腔内の衛生状態などです。必ず、アライナーを装着した状態で通院してください。

STEP 7 治療完了~保定

治療期間は個人差がありますが、1~3年程度で終了します。

治療計画どおり、最初に製作したアライナーを最後まで使用した後に、かみ合わせの確認やシミュレーションデータと実際の歯の動きの比較を行います。

そこで微調整が必要な場合は、歯型のスキャニングを再度行い、アライナーを作成して治療を継続します。このステップは何度か行う場合があります。シミュレーションどおりで問題のない場合は、最後のアライナーを1~2カ月間使用した後、「保定」になります。

矯正で動かした歯は、何もしないままだと、もとの治療前の場所に戻ろうとします。これを「後戻り」といいます。そこで一定期間、リテーナー（保定装置、保定用のマウスピース）を装着し、数カ月に1回程度の頻度でチェックをして後戻りを防ぎます。保定期間は個人差がありますが、2年程度が目安です。

歯周病治療とアライナー矯正の組み合わせで、よい効果を生むことも

歯周病（歯槽膿漏）がある場合の歯列矯正治療は、歯肉炎（歯ぐきのはれ）を先に治療すれば可能です。従来型のワイヤー矯正装置などと比較して、アライナー型の矯正装置は清掃性に優れているので、矯正治療中でも口腔清掃がおこないやすく、治療中に歯肉炎が起きにくくなるというメリットがあります（55ページ参照）。

インプラント（人工歯根）と歯列矯正は同時にできる？

歯をすでに失っている場合などで、歯列矯正とインプラント（人工歯根。インプラント矯正ではありません）治療を同時に行いたいと思った場合、まずは歯列矯正治療を行うドクターに相談することをおすすめします。理由は、インプラントはまったく動かないので、歯列矯正の計画によってインプラントの位置が変わることがあるからです。

すでにインプラント治療をしている人は、歯列矯正が可能かどうかをドク

ターに相談してください。動かないインプラントでも、その位置を基準にした治療が可能な場合があります。

Dr.Ojima からの

アドバイス

アライナー矯正歯科治療で重要なのは次の４つです。ぜひ、覚えておいてください！

1. アライナー矯正歯科治療を行うドクター、歯科医院のレベル
2. 正しい診査、診断、そして矯正歯科治療計画
3. 実現可能なコンピューターシミュレーションを作成する能力
4. 矯正歯科治療を行う患者様の協力度(アライナーをしっかり使用すること)

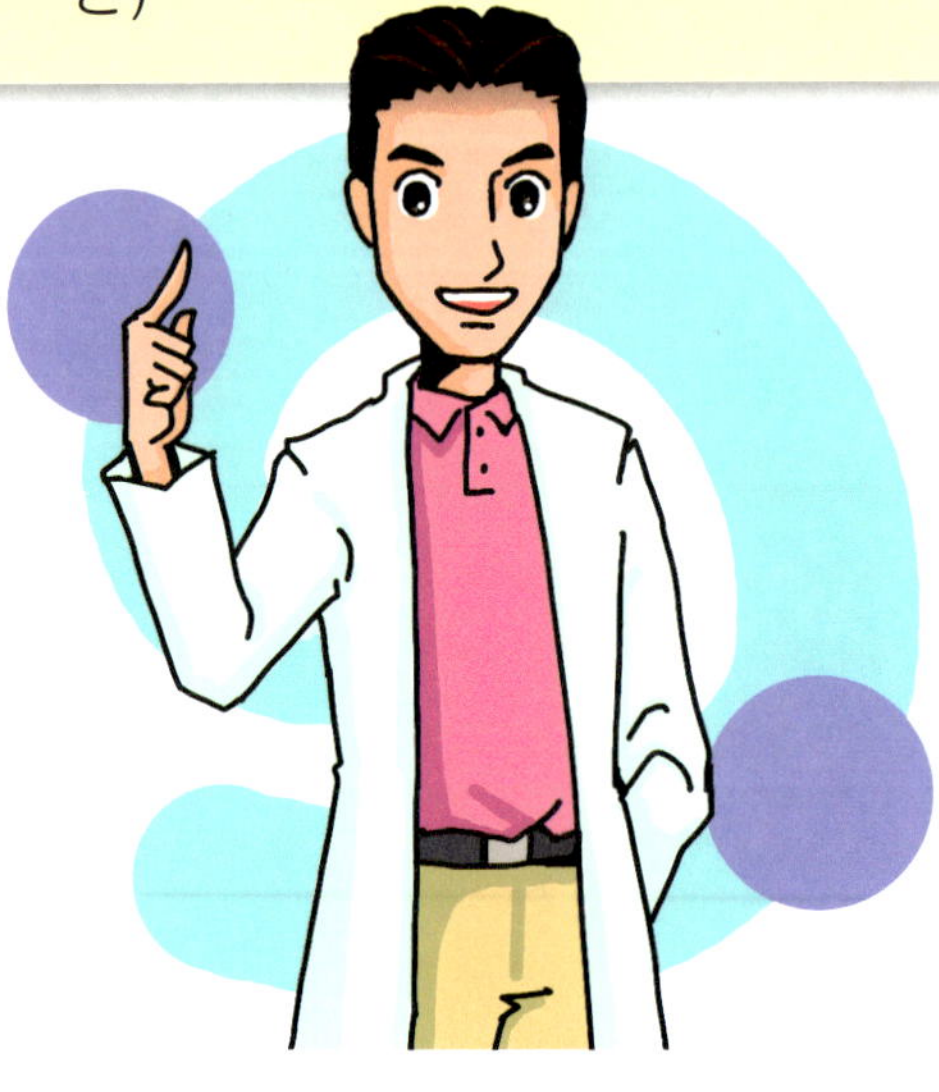

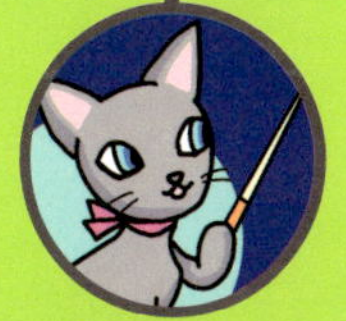

Chapter◆3
あなたの疑問に答えます！
～矯正歯科治療に関するQ&A～

Q1 どうしてアライナーで歯が動くの？

A アライナーが一定方向に圧力をかけ、歯を移動させます

骨は一定以上の圧力がかかると、圧力を軽減するために圧力がかかった部位の骨を溶かします。これを「骨吸収」といいます。骨吸収は骨から「破骨細胞」という骨を溶かす細胞が分泌されて起こります。一方、骨は一定以上に圧力が下がる（引っ張られる）と、隙間ができてしまいます。その隙間を埋めるために、「骨形成」が起こります。骨の表面には新しい骨をつくる役割の「骨芽細胞」が存在しますが、それによって骨がつくられ、隙間を埋めていきます。

歯の動く原理も基本は一緒です。歯の一定方向に圧力をかけ続けると、圧迫された側の歯の根の周りをおおう膜、歯根膜が、あごの骨（歯槽骨）と歯の根に挟まれ圧迫され、収縮します。その圧迫を取り除くために、破骨細胞が働き、あごの骨の骨吸収が起こります。同時に力が加わっている側の歯根膜は伸ばされ、隙間ができそうになります。これを避けるために骨芽細胞が働き、骨形成が起こります。このように「骨吸収」と「骨形成」を繰り返し、歯は意図した方向に動きます。このことを「リモデリング」といいます。

ワイヤー矯正では、歯の表側か裏側から片側に力を加えますが、アライナーは歯全体を包み込むようにして加えます。弾力性のある素材で綿密な計算に基づき製作されるので、目的の方向にしっかり力が加わります。

〈参考ページ→P84〉

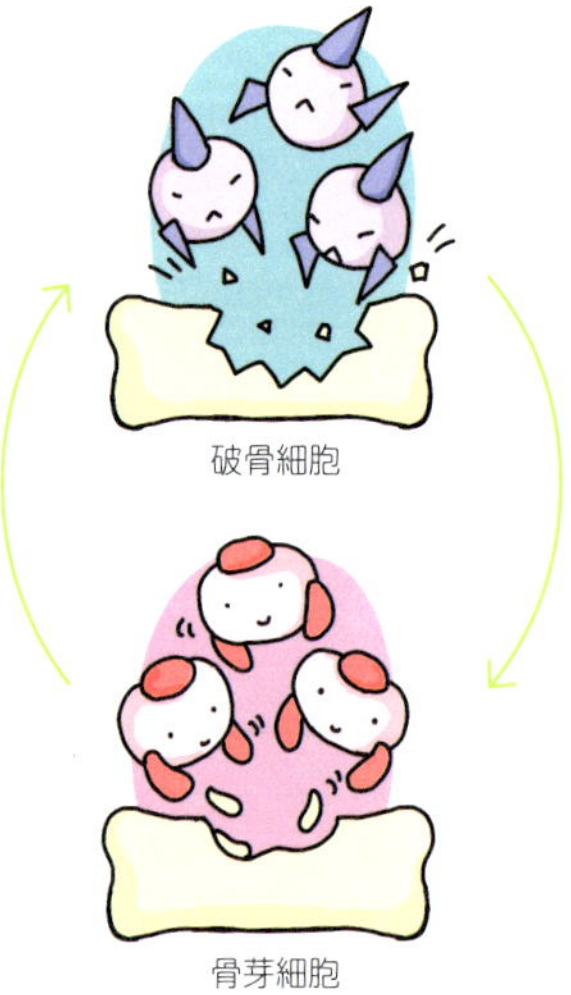

Q2 アライナー矯正は難しい治療に向かない？

A 矯正歯科医師によっては可能なことも。まずは相談を

アライナー矯正は、抜歯をする必要がなかったり、前歯のがたつきが少ない、あごに問題がない場合などの比較的簡単な症例に向いていると言われることが多いですが、歯科医師の技術によっては、従来難しいと言われる症例でも治療が可能な場合があります。アライナーの素材も進化し、ここ数年でインビザラインの治療の幅も広がってきています。

アライナー矯正治療が進んでいる欧米では、従来外科的矯正治療（107ページ参照）が必要な例でもアライナーで治療を行っているなど、かなり難しいと思われる症例が可能になっています。日本でも、当院など一部の矯正歯科医院ではインビザラインと外科的矯正治療を組み合わせているところもあります。

現時点では、日本でアライナー矯正を行っている歯科医師の技量はまちまちですので、まずはご自分の現在の歯並びでアライナー治療が可能かどうかを、矯正歯科医師に相談してみてください。

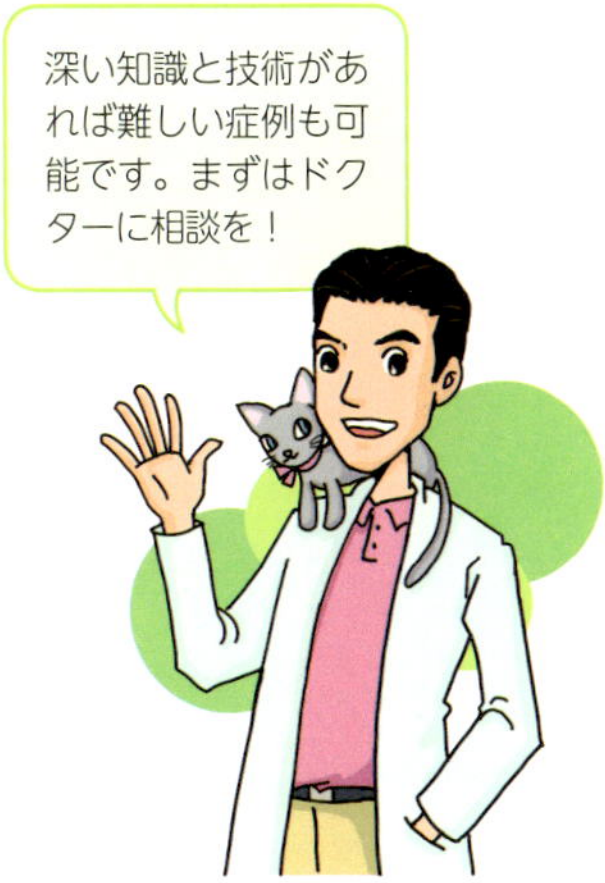
深い知識と技術があれば難しい症例も可能です。まずはドクターに相談を！

Q3 アライナー矯正はワイヤー矯正より時間がかかるの？

A もちろん個人差はありますが、ほとんど変わらないか、早くなる場合も

近年、世界で講演するドクターの報告を見ても「アライナー矯正だから、ワイヤー矯正より時間がかかる」ということはありません。

インビザラインでは、治療の装置や計画はコンピュータが計測しますので、無駄な動きがなく、目標の歯の位置まで最短距離で歯を動かしていきます。そのためトータルの治療期間は従来の装置とほとんど変わらないか、症例によっては早くなる場合もあります。

インビザラインは、コンピュータによる矯正移動シミュレーションによって、全世界で520万人以上（2018年1月現在）の過去のインビザラインの矯正臨床データを分析し、一人ひとりに合った治療計画を作ることができます。そのデータは現在も増加し続けていますし、ソフトのバージョンも上がって進化し続けています。そのためどんどん効率的になり、治療者の負担もどんどん少なくなり、矯正治療期間が短縮されていきます。

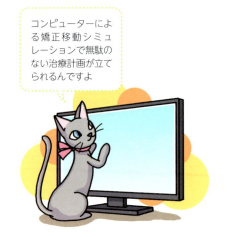

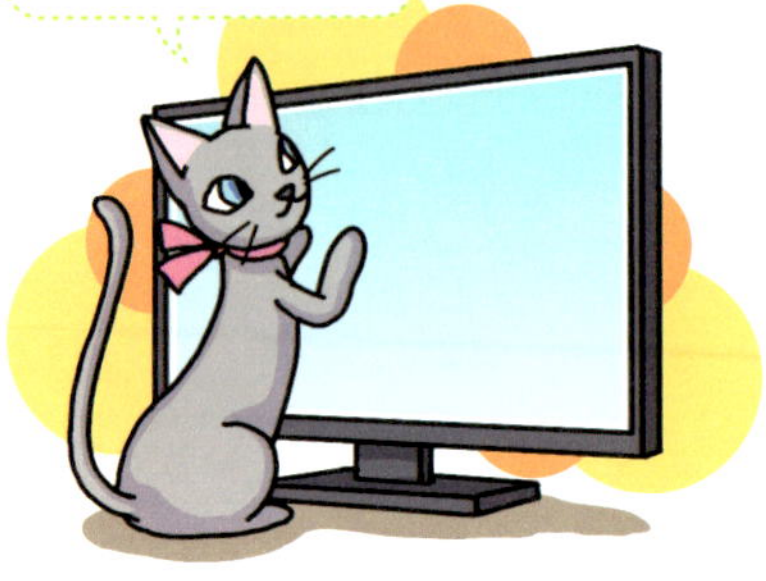
コンピューターによる矯正移動シミュレーションで無駄のない治療計画が立てられるんですよ

Q4 歯科医師の技術で治療後の美しさは違ってくる?

A 違ってきます。技術があり、自分の考え方に合う矯正歯科医院を選びましょう

矯正歯科治療のゴールは、どこの歯科医院でも同じではありません。治療計画の立て方や、前歯の仕上げ方も医院によって異なります。まずは、気になる矯正歯科医院のホームページやパンフレットなどをチェックしてみましょう。

治療経験の豊富さや自分の現在のお口の中の状態と似ている患者さんを多く治療しているかどうか、希望する装置(種類やメーカー)をチェックし、その方法に精通しているかどうかを確認して、よさそうなところにまずは相談に行きましょう。

Q5 インプラントを入れてしまうと矯正はできないの?

A インプラントやブリッジが入っていても可能です

基本的に、治療を施した歯でも歯列矯正を行うことができます。

インプラント(人工歯根)は、あごの骨に人工の歯を埋め込む外科的な治療法です。そのため、歯列矯正で力を加えても、その歯だけはまったく動きません。その特性を利用して、インプラントの歯を支点として動かしたい歯を引っ張るのに利用します。

ブリッジの場合、その人のお口の中に歯が納まるスペースが必要な場合は、ブリッジの橋渡しの部分を切断してそのスペースを利用します。その場合はブリッジ(あるいはクラウンにします)を作り直します。しかし、お口の中の状態によってはそれまで使用していたブリッジが使えることもあります。

Q6 アライナー矯正のメーカーによって、治療の得意不得意はあるの？

A ありますまた、それを扱う矯正歯科医師の腕と習熟度も違います

アライナー矯正歯科の先駆であり最大のメーカーは、インビザライン・システムを開発したアライン・テクノロジー社です。メーカー発足の動機が、コンピュータを使ったシミュレーションでの装置づくりなので、アライナー矯正の症例は世界中からデータが集まります。また、その蓄積による分析によって、治療法自体も進化し続けています。そのため、装置と治療法自体は優れていますが、インビザラインに精通した矯正歯科医師に治療を依頼しないと、そのメリットが活かせない場合があります。

メーカーによって適応となる治療範囲が異なるため、相談に行った歯科医院ではどのメーカーを使っているのかを確認しましょう。

Q7 アライナー矯正の治療費は保険が適用される？分割は可能？

A 保険適用外のため値段は歯科医院で異なります。

アライナー矯正治療は現在、保険適用外です。

治療費は、歯科医院によっては分割払いが可能です。一般的な分割支払い方法であるクレジットカードや、銀行や信用金庫の多目的ローンなどのほか、歯科クリニックによっては、デンタルローンが組めたり、直接契約ができる場合があります。契約前に確認してください。

大人も子供も、顎変形症と口唇口蓋裂などの先天性の異常で外科的な治療が必要なケースで、表側のワイヤー装置を使う場合は保険治療が認められます。

Q8 抜歯はどうしても必要なの？親知らずは抜かないとダメ？

A できるだけ抜かない方針の歯科医院が多くなっていますが、必要なことも

矯正歯科治療だからといって、必ず抜歯をするわけではありません。しかし診断結果によっては、骨格の大きさや歯の大きさのバランスから、抜歯をしたほうがよい結果になる場合もあります。検査の前に抜歯をすることはないので、一度検査結果の説明を受けて、納得してから治療へ進みましょう。

歯科医師に「抜歯が必要」と言われたら、その理由をしっかり聞いて、抜歯をしないメリットと抜歯をすることで得られるメリットを比べて、自分にとってよい方を選ぶようにしましょう。判断に迷うようであれば、セカンドオピニオンを受けてみることもおすすめです。

抜歯をしないと歯をきれいに並べるスペースがなく、どうしても口元がとがった状態になってしまう場合は、抜歯を行ってから矯正治療を始めます。世界でも日本やアジアの国の人たちの骨格は欧米の人とは違って、抜歯が必要な状態の人が多いようです。

親知らずは、X線やCT（X線を使って体の断面を撮影する）検査の結果によって、今後の歯並びに影響すると予測される場合には抜歯が必要になることもあります。

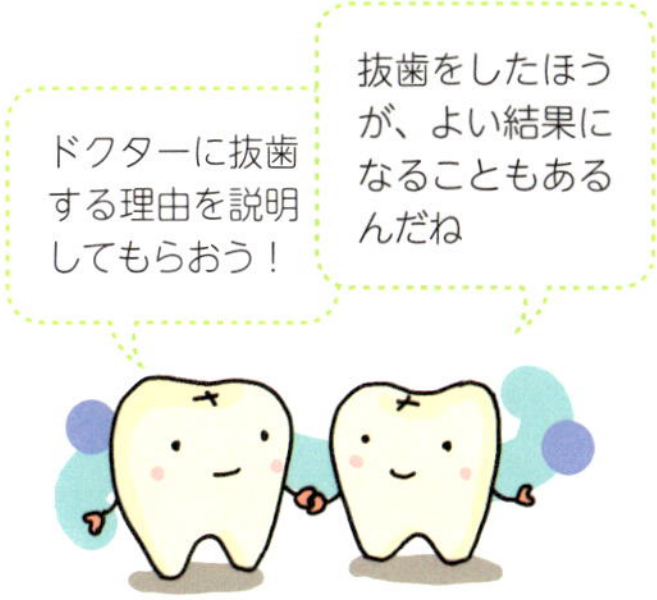
ドクターに抜歯する理由を説明してもらおう！
抜歯をしたほうが、よい結果になることもあるんだね

Q9 どのくらいの頻度で通えばいいの？

A インビザライン矯正では1〜3カ月毎の通院に

一般的に、ワイヤー矯正のほうがアライナー矯正よりも頻繁に通院が必要なようです。ワイヤー矯正はワイヤー調節が必要なため、通院間隔は短めになります。

インビザラインの場合は、治療初期を過ぎて問題がないようであれば、通院時にお口の中のチェックをし、1〜2カ月分など、数カ月分をまとめて受け取れます。

Q10 アライナー矯正を装着中、食べ物や飲み物に制限はあるの？

A 装着中はあります。外しているときには制限はありません。

装着中、糖分を含む食べ物や飲み物は避けましょう。水や糖分を含まない飲み物については、アライナーを装着したままでも大丈夫です。

色の濃い飲み物（コーヒー、ワインなど）はアライナーが変色しやすくなります。また、熱い飲み物ではアライナーが変形することもありますので、注意しましょう。

食べ物は、アライナーを外していれば基本的に制限はありません。

アライナーの装着時は、糖分を含む食べ物・飲み物を避けてね！

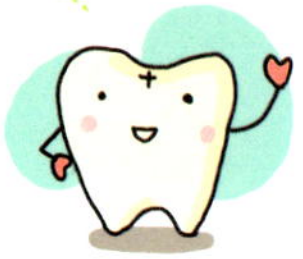

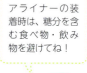

Q11 歯列矯正をしながら他の治療・ケアはできるの?

A アライナー矯正の場合、ホワイトニングは可能。歯周病は歯科医師に相談を

一般的には、むし歯や歯周病の治療は、歯列矯正治療を始める前に治療しておくことが基本です。近い将来、歯列矯正を行いたいと考えている人は、矯正歯科医師に先にお口の中の状態を見てもらうことをおすすめします。

ところで、歯周病治療は近年、歯ぐきやあごの骨などの炎症を抑えながら、歯周病によって病的に移動してしまった骨を、適正な位置に移動することによって治療効果が上がることがわかってきました。つまり、重い歯周病の場合は、歯列矯正を歯周病治療の一環として行うことがよい場合があるのです。その場合は歯科医師から矯正治療をすすめられますので、まずは歯周病治療に特化した歯科医師に相談してください。

アライナー矯正の場合は、アライナーや保定期間に使うリテーナーにホワイトニングジェルを入れて使用することで、自宅でホワイトニングが可能です。

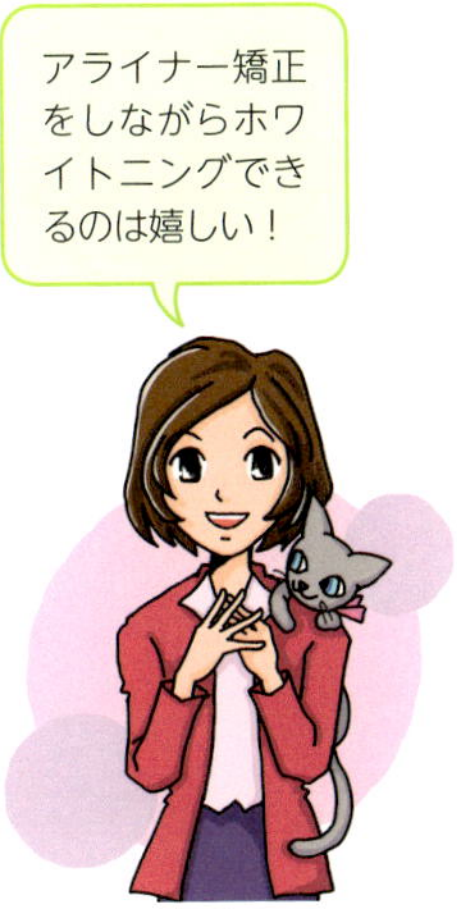
アライナー矯正をしながらホワイトニングできるのは嬉しい!

Q12 結婚が決まったのですが、式までに間に合う？

A ブライダル矯正は、結婚式の1年から遅くとも半年前に開始を

ブライダル矯正は、基本的には一般の矯正と同じことを行います。違いは、結婚式直前に装置を外して式後に治療を続けることと、結婚式までに、前歯などの見える箇所についてはできるだけ先に治療を済ませるということです。

必要な期間は治療前の状態にもよりますが、半年以上前から始められるといいでしょう。とくに、インビザラインを選んだ場合、精密検査から治療計画を経て米国からアライナーが届くのが、最も速い当院でも3~4週間かかってしまうからです。

歯科医院によっては、治療期間を短縮する治療方法を行っている場合もあり、その種類もさまざまですので、まずは相談してみましょう。

Q13 途中で治療方針の変更は可能なの？

A 可能です。ただし、追加料金がかかってしまうこともあります

治療途中で計画を変更する場合、再度歯型を採って治療計画を作成します。

たとえば歯を抜かずに治療を続けながら、仕上がりが明確に予想できた段階で抜歯矯正に変更する、などの場合が考えられます。歯科医院によっては追加料金が発生しますので注意してください。

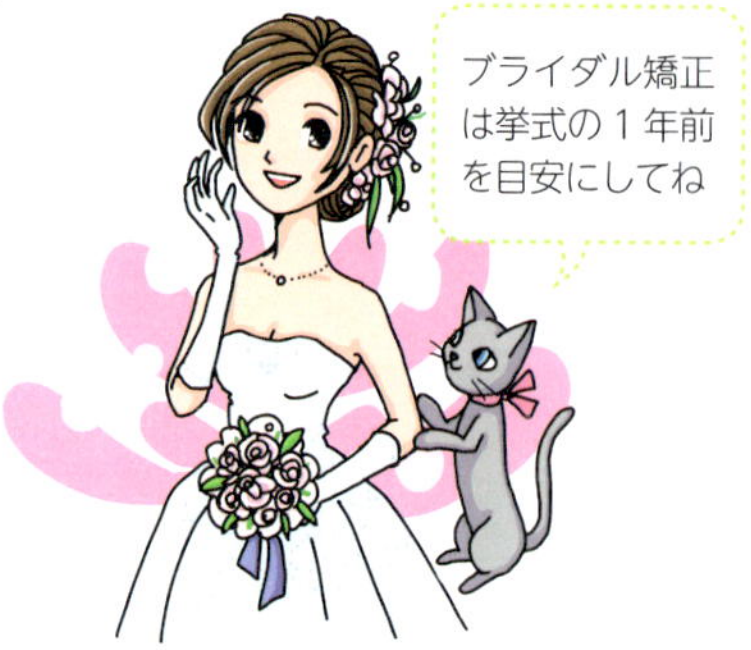
ブライダル矯正は挙式の1年前を目安にしてね

Q14 アライナー矯正はいくつまでできるの? 子供でもできるの?

A 最適な矯正治療開始時期は成長により異なります。矯正歯科医院で定期検診を受けておきましょう

子供のアライナー矯正は、乳歯と永久歯が混在していても可能です。成長により個人差がありますが、目安は8～9歳くらいの時期に矯正歯科医院で検査を受けておくことをおすすめします。その後定期的に検査を受けていると、最適なタイミングで始めることが可能です。15歳以降であれば基本的には大人と同じ矯正法になります。

高齢になっても歯列矯正はできます。差し歯（クラウン）やブリッジなどで治した歯でも、歯が抜けてしまっている場合でも可能です。歯列矯正が可能かどうか、まずは矯正歯科医師に相談してください。歯があって歯ぐきが健康で、本人が治療をしようという前向きな意欲があれば大丈夫です。

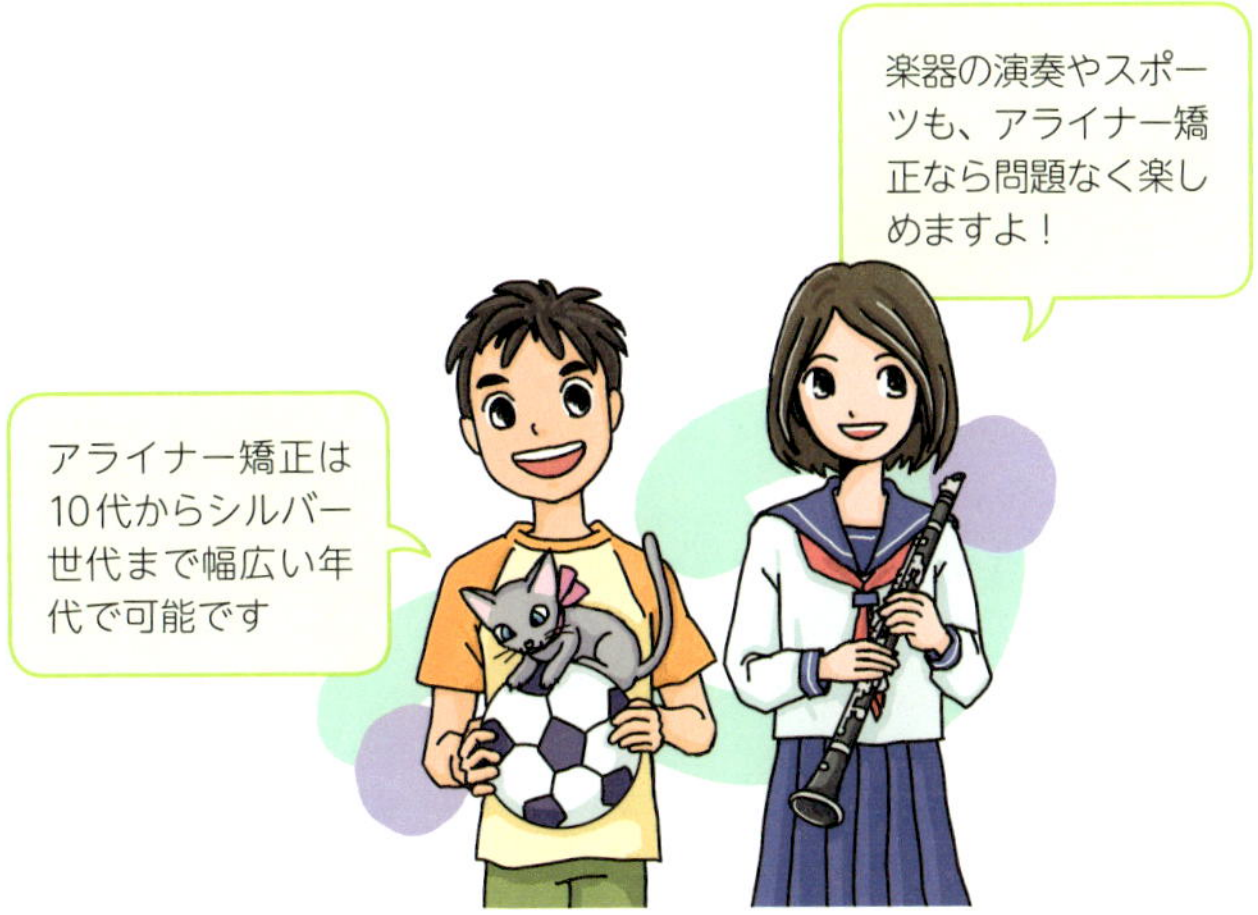
楽器の演奏やスポーツも、アライナー矯正なら問題なく楽しめますよ！
アライナー矯正は10代からシルバー世代まで幅広い年代で可能です

Q15 治療中（装着中）に痛みや違和感はあるの？

A 個人差があります。アライナー矯正は比較的、痛みの少ない治療法です

気にならない人も多くいますが、痛みを感じる人は、治療を開始した日の夜から3日間くらいまでに感じるケースが多いようです。

歯列矯正は歯に力をかけていますので、人によってはどの装置でも痛みを感じるものですが、比較的痛みを感じにくいといわれているのが「アライナー矯正」です。アライナー矯正は、装置に出っ張りがありませんので口の中の粘膜を刺激しません。

またインビザラインなど、コンピュータで綿密に計算してアライナーを作る場合は、1枚のアライナーで歯根膜と同じ長さの0・25㎜を動かす力しか加わらないように設計されます。この長さと力は、解剖学的に痛みを感じない最適なものです。さらに、アライナーで歯を守っているので、上下の歯が直接接触しないことも痛みを発生させない要因となっています。

ワイヤー矯正の場合は、装置が出っ張っているため、ほっぺたの内側などの粘膜を刺激して痛みを感じることがあります。

アライナー矯正は痛みを感じにくいといわれていますよ。治療中は歯みがきをていねいにね！

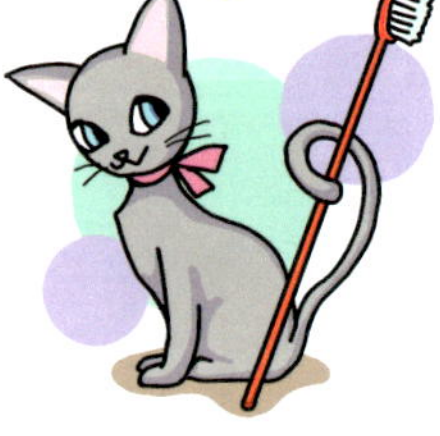

Q16 アライナーのお手入れ方法は?

A 基本は歯ブラシによる手みがきですが、他の方法もあります

基本的には、歯みがき粉をつけない歯ブラシでアライナーを水洗いするだけで大丈夫です。

臭いなどが気になる場合は、まずは毎日のお手入れ時に研磨剤の入っていない、ジェル状の歯みがき粉を使うといいでしょう。また、アライナー洗浄剤(入れ歯洗浄剤)も販売されていますので、それを使用するのもおすすめです。

歯みがきだけで大変なのに、アライナーを磨く手間を省きたい、という場合は、メガネなどのクリーナーとしても使われる超音波クリーナーを利用する方法もあります。

Q17 矯正治療中の歯みがきはどうすればいいの?

A アライナー矯正であれば矯正装置を外して歯みがきができます

矯正装置を外して歯みがきができるアライナー矯正では、食事前に外して、食後に今までどおりに歯みがきをすることができます。

歯みがき用品は、電動歯ブラシもおすすめです。矯正治療中は歯と歯の間に隙間ができることがあるので、デンタルフロスやピックなども使って、隙間をしっかりみがきましょう。

ワイヤー矯正治療中は、装具の上から歯みがきをしなければならないので、食べかすが装具についてしまうことがあり、むし歯になりやすくなります。

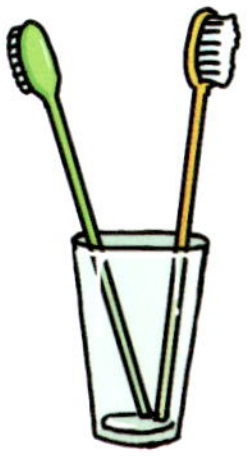

Q18 アライナーをなくしたり壊したり、決まった装着時間等を守らないと？

A

アライナーは作りなおせますが、装着時間を守らないと治療は遅れてしまいます

アライナーは、データや歯型があるのでなくしたり破損したりしても、作りなおすことができます。ただし、その分時間が取られてしまいますので、治療の進みが遅れます。

アライナー矯正は、それぞれのメーカーが定めた装着時間を毎日守ることによって、効果的な治療が行えます。装着時間はメーカーによって違いますので、その時間をぜひ守ってください。インビザラインの場合、定められている装着時間は1日20時間です。規定時間の装着が難しい場合は治療終了時が先延ばしになりますし、最悪の場合は中止せざるを得なくなることもありますので、注意してください。

Q19 アライナーをしていて、発音は大丈夫？

A

慣れてしまえば影響はほぼありません

アライナーを装着して数時間から数日は、慣れるまでは話すときに違和感があることがあります。発音は、タ、ナ、ラ行で舌が上あごに当たります。しかし、当人にとっては違和感があるものの、聞いている人には「舌足らず」な印象はまったくありません。

アライナーには歯のみを覆うタイプと、歯ぐきまで覆うタイプがあり、後者のほうが違和感がとれるまで少し長めにかかるようですが、発音自体に違いはほぼ生じません。

インビザラインは歯ぐきのギリギリでカットされていて歯ぐきを覆わないため、発音に影響が出にくいと考えられています。

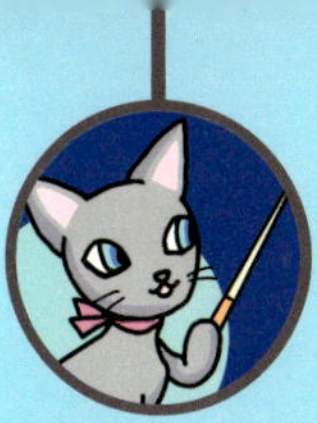

Chapter ◆ 4
クリニック選びが治療を左右する!

～スマイルイノベーション矯正歯科ができること～

矯正治療に安心して踏み出せるように スマイルイノベーション矯正歯科が 心がけていること

歯科クリニックを選ぶ基準になるものとは？

ご自分の歯並びについて、何年も何十年も悩んでいる方が大勢いらっしゃいます。一歩を踏み出して歯列矯正クリニックに相談に行っても、プロローグでご紹介したような「3つの壁」、つまり

①歯列矯正器具の見た目
②治療の必要性
③クリニック選び

によって治療開始に至らない患者さんは日本中にいらっしゃいます。

①の悩みについては、インビザラインに代表される、透明な歯列矯正器具を使った「マウスピース型（アライナー）矯正」などを選択することで乗り越えられます。②は、歯科医学的、矯正学的に説明を受けて、理解していけばよいでしょう。③クリニック選びについては、どうでしょうか。

たとえばインビザライン矯正がしたいと思っても、「インビザライン」を掲げているクリニックはたくさんあるかもしれません。その中で、どの歯科医院、クリニックを選ぶのか、基準はあるのでしょうか？

インビザラインだからできる遠方からの通院

通常、ワイヤー矯正では2～4週間毎の通院が必要で、「ワイヤーが外れた」

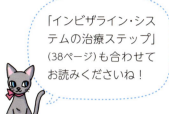

「装置が緩んでいる」など緊急の理由で通わなければならないこともあり、歯科医院は選ぶというより通いやすいことが基準でした。しかしインビザラインでは、通院間隔は1〜3カ月毎に1回で、緊急で通う必要もほとんどありません。アライナー装置を装着していれば大きく歯がずれることもなく安心です。

インビザライン矯正を行うスマイルイノベーション矯正歯科では、都内だけでなく、県外は北海道から沖縄まで、遠方の地域からも患者さんが通っています。中には、海外から通院する方もいます。今後仕事の都合で転勤があるかもしれない、引っ越しや留学が控えている、そんな事情のある方も、歯列矯正を始めるタイミングを含めて相談してみるといいでしょう。

日本全国から患者さんが通っている歯科医院がある、ということは、歯列矯正をする患者さんが「このドクターがいい」「この歯科クリニックがいい」と思うような治療計画を作成する技術を持ったドクターを、住んでいる場所に制限されることなく選べるようになった、ということです。

矯正治療は患者さんご自身の将来を変える治療でもあり、長い期間かかる治療でもあります。同じ期間でも、歯科医院や治療方針、治療方法によって仕上がりもさまざまです。歯科医院やドクターの経験数や治療実績（似た歯並びの治療をどのくらい治療を行なっているか）は、歯科医院選びの一つの目安になります。また、その治療にどれだけ専門性を持って取り組んでいるかを知るためには、実際に歯科医院に行って話を聞いてみるとよいでしょう。

楽しく、ポジティブに向き合える矯正治療を支える最先端テクノロジー

デジタルテクノロジーにこだわる理由

歯列矯正歯科医院の診察室というと、石膏模型やワイヤー矯正の細かい装置がたくさん置いてあるようなイメージがあると思いますが、スマイルイノベーション矯正歯科の内部、診察室はそんなイメージとはだいぶ違います。

クリニックの中は石膏模型の代わりに、アライナー装置がたくさん並べられています。そして、すべてのデータはデジタル化され、コンピュータ（パソコン）で管理されているため、部屋は広くすっきりしています。

理事長兼院長である尾島先生は、早くからデータのデジタル化に力を入れてきました。データのデジタル化は、治療に携わる歯科クリニックやドクター、スタッフにとってメリットが大きく、それは患者さんのメリットにもつながりますが、患者さんにとって直接的なメリットもあります。

その数例をここでご紹介します。

(1) 口腔内スキャナー【iTero element】

2章でもご紹介していますが（39ページ参照）、口腔内スキャナーの出現は、治療の現場においては大きな出来事でした。歯列矯正では、口腔内全体の模型が必要になるため、これまでは子供から大人まで、口腔内全体の歯型採りが何回も必要でした。歯の型採りを体験したことのある方は、そのつらさもおわかり

いただけるでしょう。口腔内スキャナーは、棒状の装置の先端で歯型データを読み込み、瞬時にデータ化します。従来のように粘土を用いることなく、快適で安全に、そして精度の高い歯型どりができるようになりました。

(2) 治療シミュレーション「クリンチェック」

スキャンされたデータは、パソコン上で何パターンもの治療計画を作成するのに使われます。従来の石膏模型では、何パターンも治療計画を作成するためには時間がかかり、精度も決して高いものではありませんでした。歯型データのデジタル化のおかげで、パソコン上で治療シミュレーションを作成することができるようになり、ドクターはそのデータを患者さんと共有して、双方が納得いくまで治療計画を作成することが容易になりました。

そして患者さんは、治療が始まる前に自分の歯並びのシミュレーションを目で確認できるので、安心して治療に取り組め、やる気もわいてきます。

(3) 歯並びだけじゃない「デジタル・スマイル・デザイン（DSD）」

患者さんの中には、元々歯の形態に問題があったり、かぶせ物などを作り直す必要があったり、歯並びに影響された顔貌に問題を感じて歯列矯正を始めたいと思う方もいらっしゃるでしょう。その場合、スマイルイノベーション矯正歯科ではDSD診断を取り入れています。DSDとは、CT（X線を使って断面を撮影する装置）やスキャンのデータから、顔貌と口腔内を精度高く組み合わせて治療計画を作成するプロトコール（コンピュータの規約）です。

患者さんは、歯並びのシミュレーションだけでなく、自分の笑顔がどう変わるか、歯の形態まで変えるとどう顔貌が変わるのかなどを、治療前に確認することができます。

＊DSDとインビザラインを組み合わせたこの診断は、日本では現在のところ尾島先生だけが行うことができる診断方法です（2018年6月現在）。

(4) 独自のアプリで治療経過を楽しく把握

いよいよ歯列矯正が始まり、しばらくたつと、「本当に歯が動いているの？計画通りに順調に進んでいるの？」という疑問がわいてきます。これらの疑問は、スマートフォンで確認することができます。

スマイルイノベーション矯正歯科独自で開発したスマートフォンアプリの機能は、治療開始から今までの写真データを見ることができたり、インビザラインのアライナーを交換する日にちをカレンダーで確認できたりと、クリニックに行かなくても治療経過を確認することができます。また、子供の治療では、ご家族がスマートフォンアプリを登録してログインすれば、子供の歯列矯正が順調に進んでいるかなどを、毎回クリニックに同行しなくても確認できるので安心です。

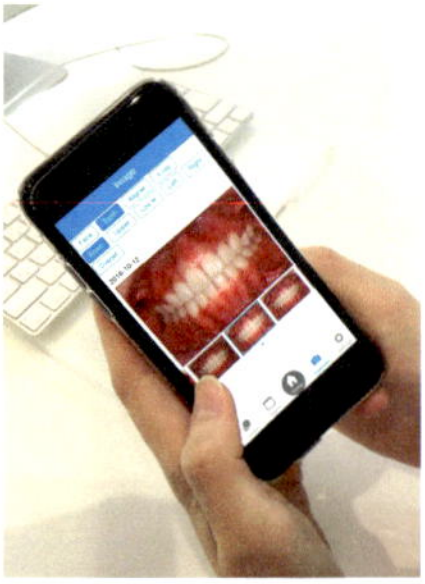

スマートフォンで治療経過が確認できる便利なアプリ。スマイルイノベーション矯正歯科の患者さんに好評です

＊DSDは、Dr. Christian Coachman が考案したソフトウェアです。
矯正治療費用とは別途費用がかかることがあります。

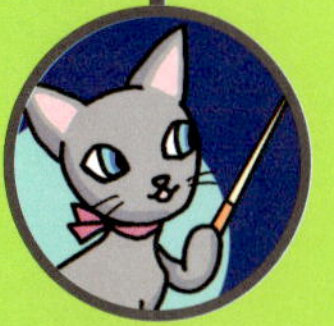

Chapter ◆ 5
自分の歯並びについて知ろう
～あなたの悩みはどのタイプ？～

歯列矯正の３つの目的

機能性の向上、清掃性の向上、そして自分らしく輝く笑顔を作ること

歯列矯正の目的は美しさだけではない

あなたは、歯列矯正についてどのように感じていますか?

矯正歯科治療は一部例外を除き健康保険が適用されないため、「歯を美しく並べる」ことが主目的の治療だと思っている方が多いと思います。もちろん、歯科医学的に正しい位置に歯やあごがあれば、必然的に美しい歯並びになります。しかし、それだけでは決してないことをぜひみなさんに知っておいてほしいのです。

歯列矯正の目的は、おもに３つあります。１つ目は、正しくかんで食べられるように、かみ合わせを整えて「機能性を上げる」ことです。２つ目は、歯を磨きやすくして、むし歯や歯周病などの細菌によるお口の中のトラブルを防ぐための「清掃性を上げる」こと。そして３つ目が、口元の見た目を改善することによって、患者さんの心理的な問題を解決することです。

美容整形や歯を削り、差し歯やかぶせ物をして短期間で治療する方法（審美歯科）と比べると、１つ目と２つ目の目的があることが大きな違いです。機能性と清掃性の向上を目指すのは、その方の歯を生涯にわたって残し、健康寿命（自立した生活ができる期間）を延ばすためです。

歯並びを整えると、歯があるべき位置にあるので、お口が閉じやすくなったり、かみやすくなったりします。歯並びは姿勢や骨格など全身に与える影響が

とても大きく、長期的に見るとよい歯並びにすることは、その方の生涯の健康に貢献します。

歯科医師は、基本的には患者さん自身の歯をなるべく残して、高齢になっても自分の歯でものを食べ続けてほしいと願っています。歯列矯正も同じで、医学的、解剖学的に正しい位置に歯が並んでいると清掃性が向上し、むし歯や歯周病を防ぐことに直結するのです。

そして3つ目の目的が達成されることで、患者さんの自信と笑顔が生まれます。歯列矯正が、その方の生き方をポジティブに変えるきっかけになることも少なくないのです。

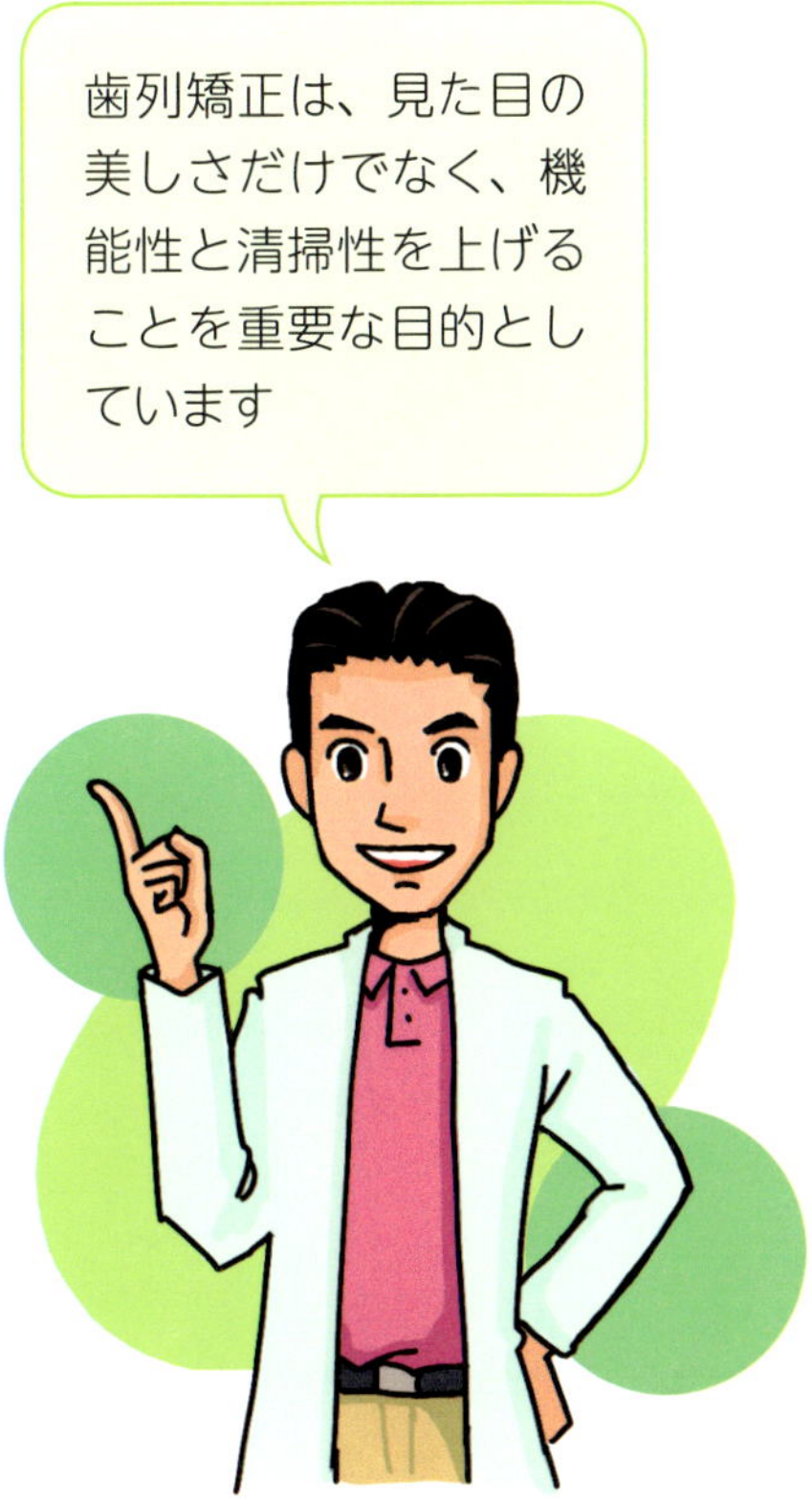
歯列矯正は、見た目の美しさだけでなく、機能性と清掃性を上げることを重要な目的としています

よい歯並びの条件とは？

見た目の美しさ、バランスのよさ そして正しいかみ合わせが大切

正しいかみ合わせの条件

正しいかみ合わせは、美しさとともに健康な生活を維持するために必要なことです。かみ合わせが悪いと、見た目だけでなく、身体全体のバランスにも影響を及ぼします。肩こりや頭痛、腰痛などは、かみ合わせの悪さからも引き起こされると言われています。

定期的に歯科医院に通っていれば、歯石の除去や歯みがきのチェックはしてもらえますが、正しいかみ合わせに整えるには、歯列矯正が必要になります。

自分の歯並びが正しいかどうかを知るために、次のポイント（72ページ）をチェックしてみましょう。

歯の名称と番号

［永久歯］

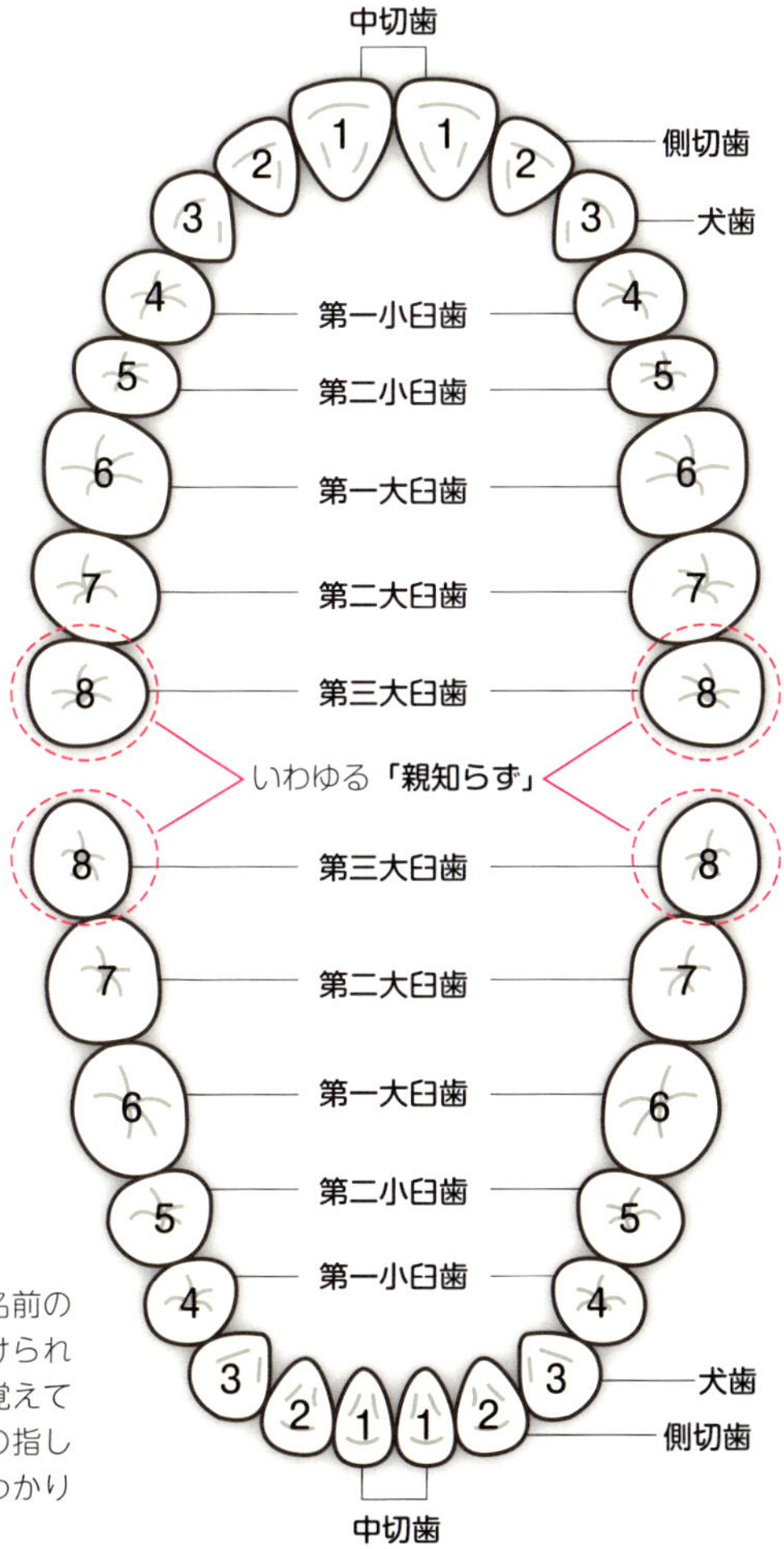

歯にはそれぞれの名前のほかに、番号がつけられています。ざっと覚えておくと、歯科医師の指し示す歯がどれかがわかりやすくなります

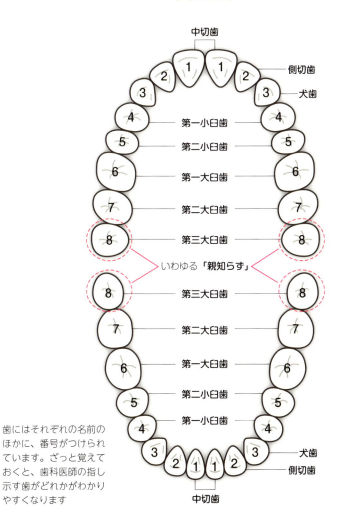

前から見て

・歯の正中線が顔の中心にある（上下の2本の歯の真ん中の線がそろっている）

・上の前歯が下の前歯より少し（1～2㎜程度）かぶさっている

・上の歯に下の歯の外側の山（歯の先端）がかみ合っている

横から見て

・上の歯1本に対して下の歯2本がかみ合っている（一歯対二歯咬合）

・上の前歯が1～2㎜前に出ている

・鼻先とあごを結んだ線に唇（下唇）が接しているか、内側にある（＝Eライン）

口の中から見て

・歯がU字のようなカーブを描きながら一列に並んでいる

・歯が重なっているところや隙間がない

手鏡を使ったり、合わせ鏡にしたりして口の横や中、上あごや下あごを見ながら、これらのポイントが当てはまるかどうかを確認してみましょう。

正中線上に歯の溝がありますか？

正しいかみ合わせでとても大切なポイントが、「一歯対二歯咬合」です。74ページの図のように、上の歯1本に対して下の歯2本がかみ合っている状態です。

また、上の前歯が1～2㎜下の前歯にかぶさっていることが大事だと説明しましたが、同じように横から見て、上の歯が下の歯より1～2㎜出っ張ってい

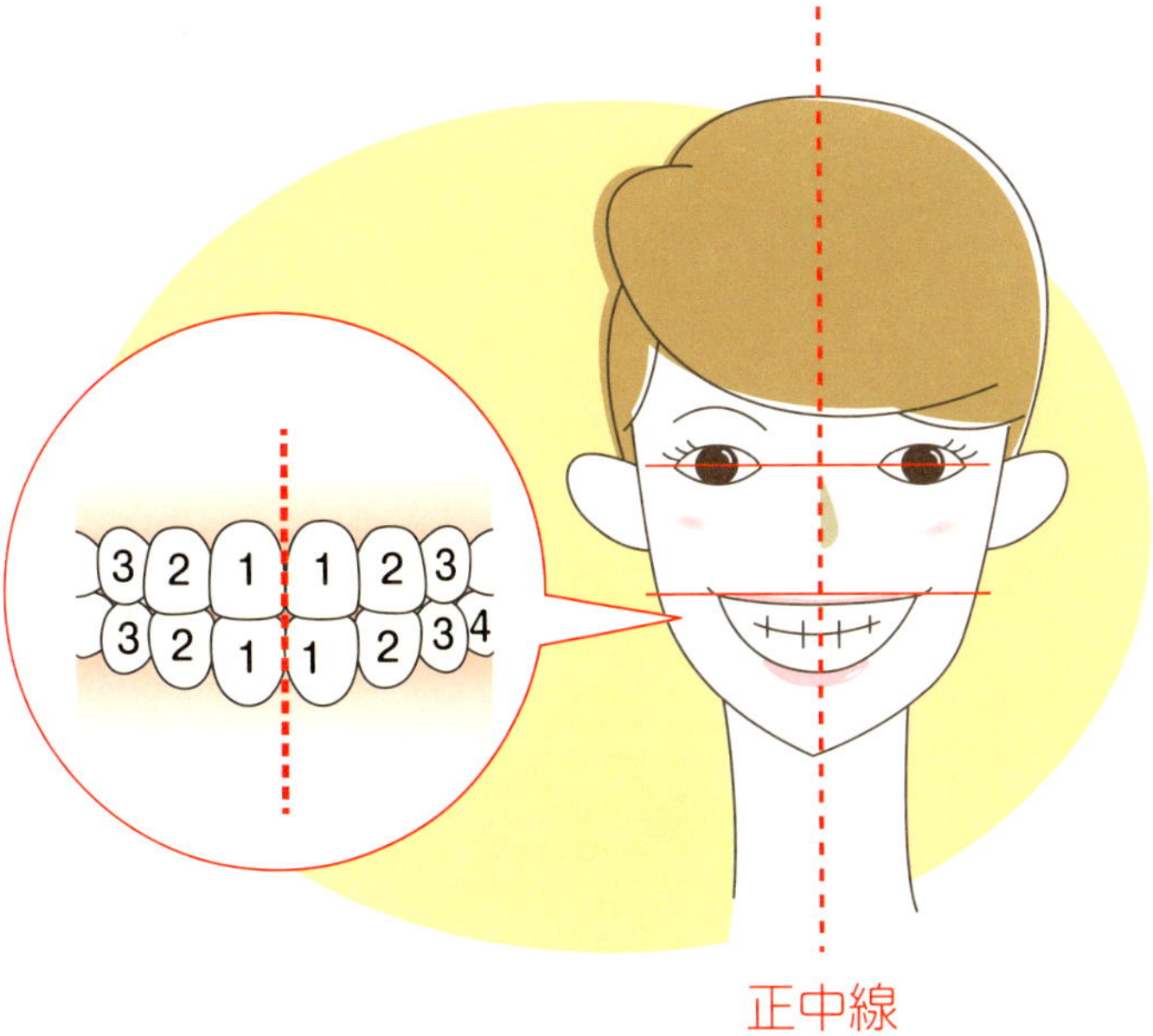

上下の2本の前歯の間の線が一致し、正中線上にあるのがよい位置です。正中線とは、生物体の前面・背面の中央を頭から縦にまっすぐ通る線のことで、そこに歯の真ん中があると、骨格が左右対称になっています

ると、上の前歯と下の前歯がよい位置でかみ合っていることになります。

Eラインは「エステティック・ライン」の意味で、美しいとされる横顔の基準です。美しさだけでなく、受け口や出っ歯などのかみ合わせの不正、歯の突出があると、このような横顔をつくることができません。

これらは歯列矯正の基本的なポイントです。歯列矯正を検討している人は、矯正専門の歯科医師と相談をするときに、これらのポイントを押さえておくといいでしょう。

軽くかんだ状態で横から見てみましょう

上の前歯は下の前歯より1～2㎜前になっていますか？

また、上の前歯は下の前歯に1～2㎜重なっていますか？

犬歯から奥の歯は、一歯対二歯になっていますか？

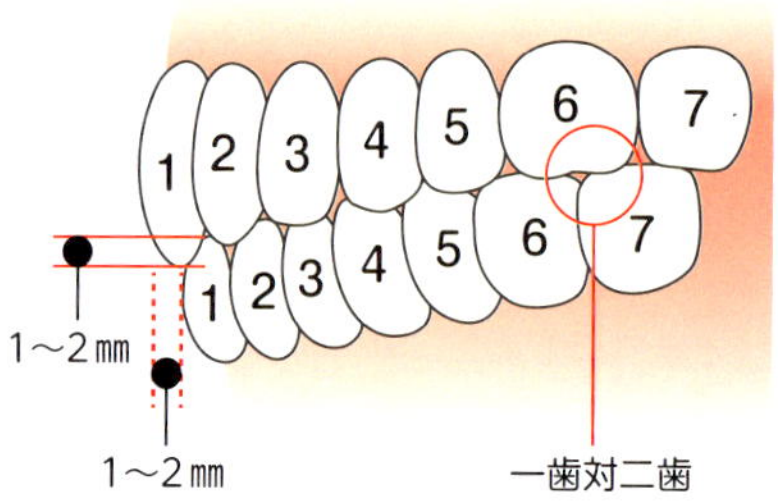

Eラインになっていますか？

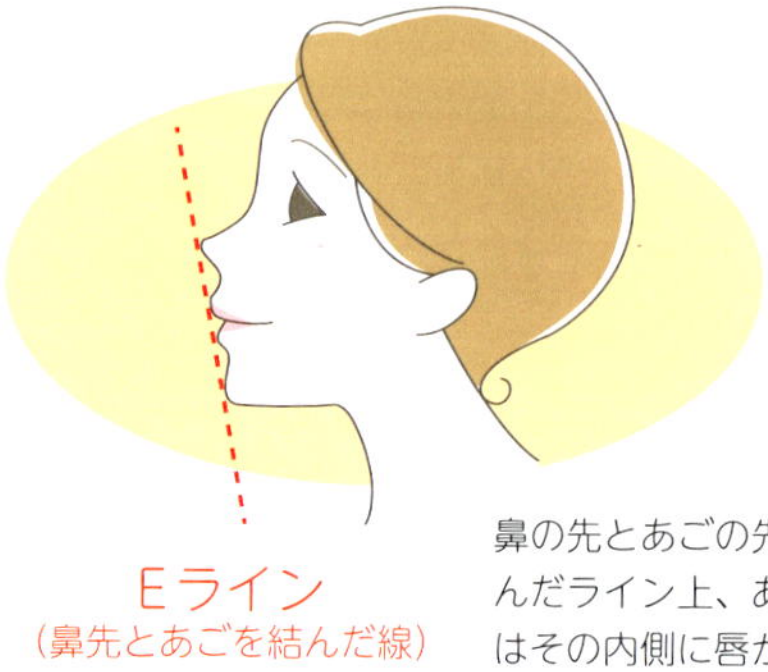

Eライン
（鼻先とあごを結んだ線）

鼻の先とあごの先を結んだライン上、あるいはその内側に唇が入ってると理想的です

歯の並び方を確認しましょう

理想型

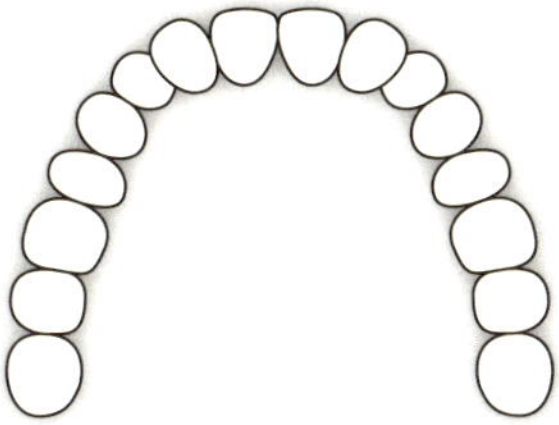

口の中から歯を見たときに、歯の並び方が、少し広がったUの字になっているのが理想的です、あごのスペースが足りないと、理想型以外の形に並んだり、歯が重なってはえたりします

狭窄型

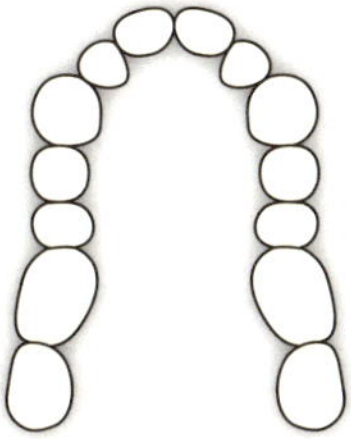

V字形

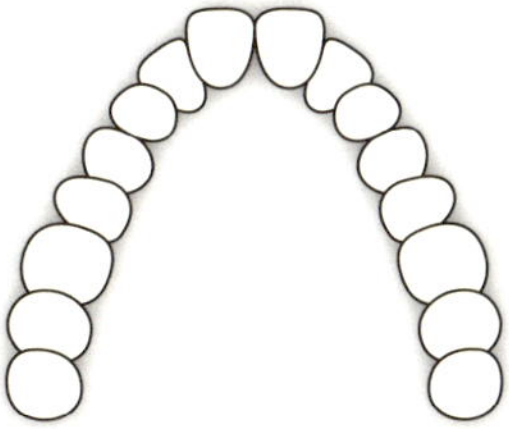

鞍状型

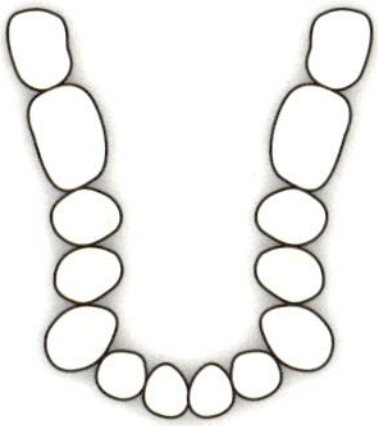

方形

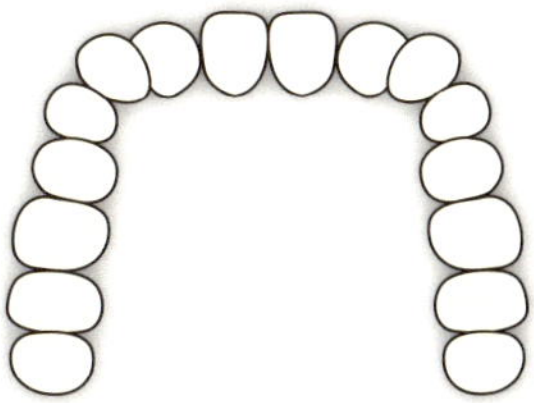

不正咬合の種類

正しくないかみ合わせを知って歯列矯正が必要かを見極めましょう

よくない歯並びとは？不正咬合とその種類

前ページで、正しい歯並びのポイントを説明しましたが、これからご紹介するのが、よくない歯並びの典型例です。

よくない歯並びのことを歯科用語で「不正咬合《ふせいこうごう》」といいます。不正咬合には次のような種類があります。

「咬合」とは？

英語ではバイト（bite）。上下の歯のかみ合わせのこと。歯並びや、あごの位置関係が悪いことを「不正咬合」といいます

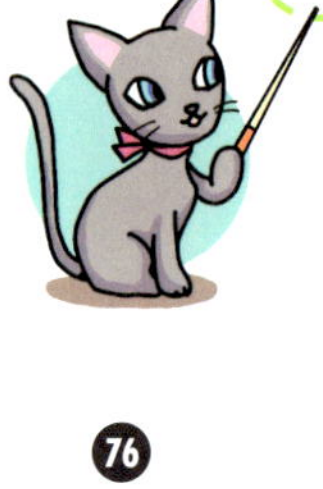

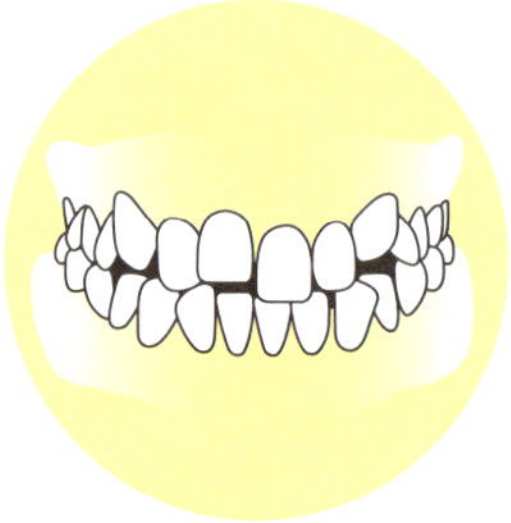

叢生《そうせい》

（乱ぐい歯・八重歯）

…十分なあごのスペースがないために、歯が重なってデコボコになっている状態。八重歯も叢生の一種で、犬歯が飛び出た状態です。

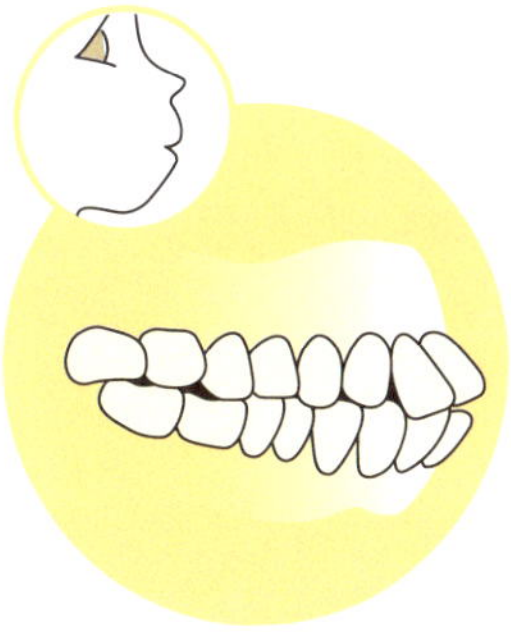

上《じょう》下《げ》顎前突《がくぜんとつ》

…上下両方の歯が前に出てしまっている状態。あごが前に出ていることが原因です。

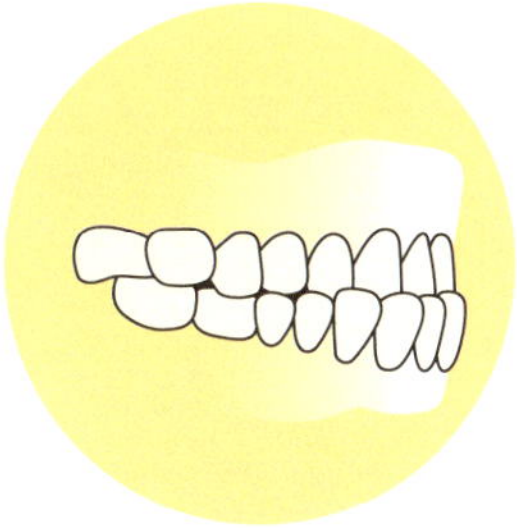

下《か》顎前突《がくぜんとつ》

（受け口・反対咬合）

…上の前歯より下の前歯が前に出てしまっている状態。

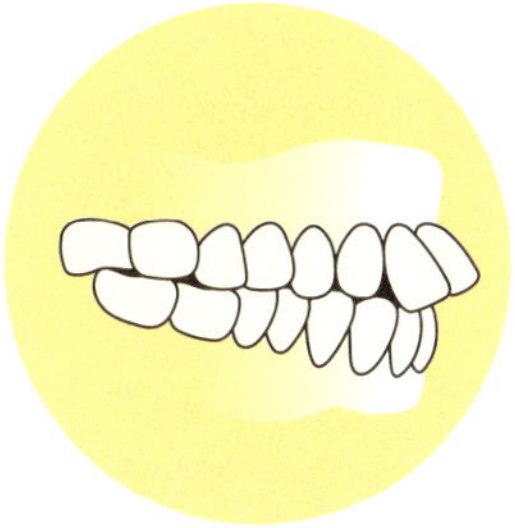

上顎前突《じょうがくぜんとつ》

…上の前歯が前方に大きく出ている状態。

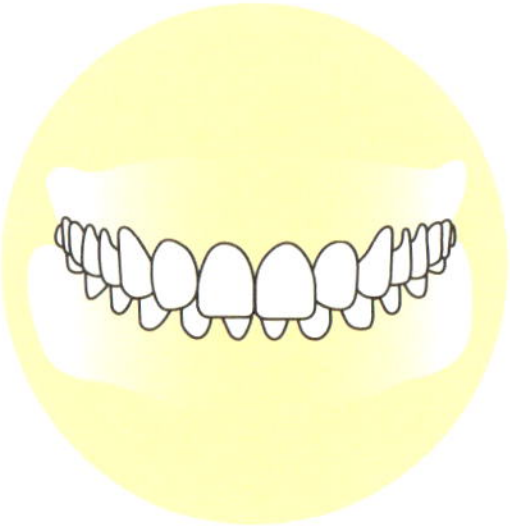

過蓋咬合《かがいこうごう》

…上の前歯が下の前歯に深くかぶさっている状態。

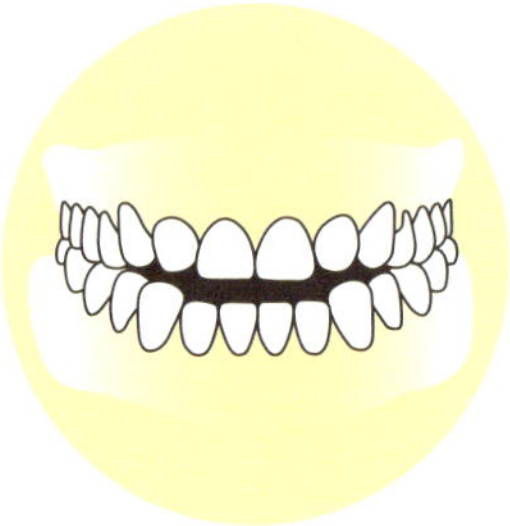

開咬《かいこう》

（オープンバイト）

…奥歯だけがかみ合い、前歯や小臼歯がかみ合わず開いている状態。

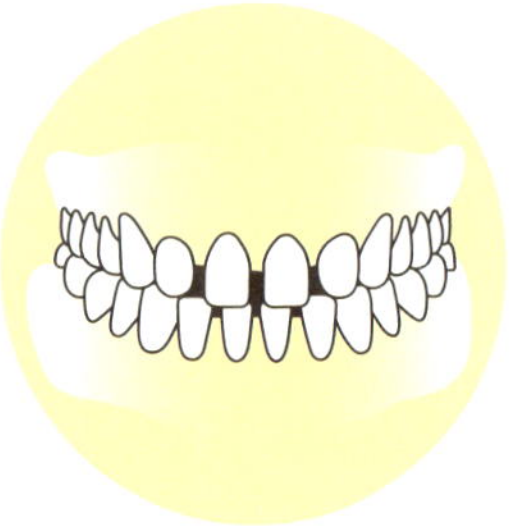

空隙歯列《くうげきしれつ》

（すきっ歯）

…歯と歯の間に大きな隙間がある状態。

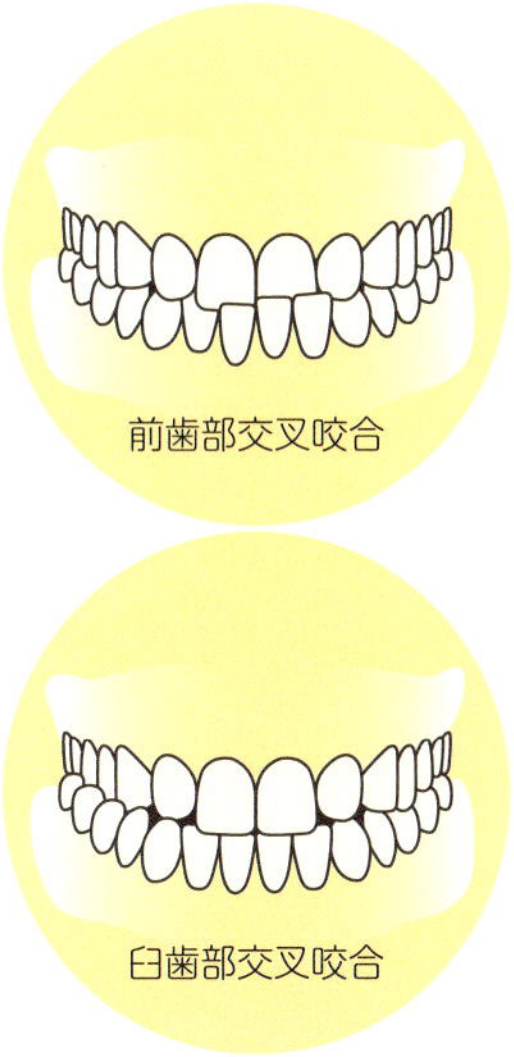

交叉咬合《こうさこうごう》

（クロスバイト）

…奥歯（臼歯部交叉咬合）が横にずれていたり、前歯の一部が前後逆になっている状態（前歯部交叉咬合）。

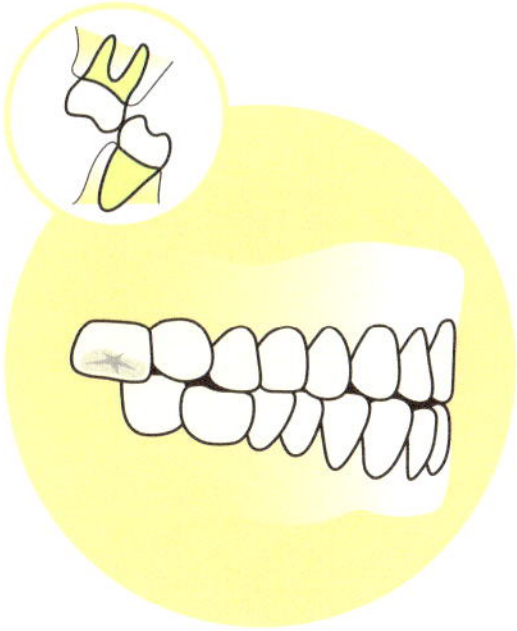

鋏状咬合《はさみじょうこうごう》

（シザーズバイト）

…奥歯の一部がまったくかみ合わず、ハサミのようにすれ違っている状態。

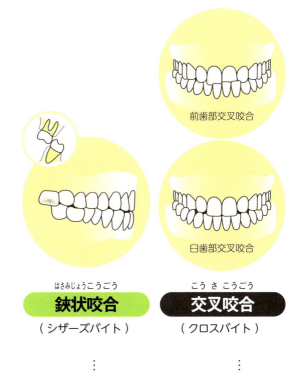

自分の歯列はどんな感じ？

８つのポイントで簡単チェック ４つ以上なら歯列矯正を考えよう

自分の口元の状態を知っておきましょう

自分のかみ合わせや歯並びがいいかどうかは、ある程度はわかるものですが、意外に気がつかない点もあります。次の項目で、自分のお口の中の状態を把握し、歯列矯正やその他の治療、訓練が必要かどうかをチェックしてみましょう。４つ以上があてはまる場合ば、歯科医師に相談してみてください。

❶ 自分の歯は何本あるか、知っている

親知らずを除き、成人の歯は28本です。抜いた（抜けてしまった）歯はありませんか？　ブリッジ、インプラントも抜けた歯にカウントします。

❷ 食事中によく食べ物が挟まる

すきっ歯の人はもちろんですが、歯肉炎で歯ぐきがはれていると、そこに食べ物が挟まりやすくなります。また、40～50歳代以降は歯ぐきがやせたり、歯の横にむし歯ができやすくなるためにすきっ歯になりがちです。

❸ 前歯2本の間の線（正中線）が、顔の中心にきていない

かみ合わせがよくなかったり、乱ぐい歯の人に多く見られます。

❹ 犬歯（八重歯）やその他の歯にあたって、口の中を傷つけることがある

本来、犬歯はとがっていないものですが、はえる位置やはえる方向がすれていると、垂直方向に尖ったようになります。

❺ 口を閉じたときに、下あごに梅干しの種のようなしわができる

口を閉じづらい人が無理に閉じると、下あごにこのようなしわができます。出っ歯や受け口の人に多く見られます。

❻ 子供の頃、口呼吸をしていた（現在もしている）あるいは、指しゃぶりのくせがあった。

指しゃぶりや舌をかむくせ、口呼吸などを、悪習癖といいます。これらは歯並びを悪くします。扁桃腺がはれたり、鼻炎等があって鼻呼吸ができない状態が長く続くと、口呼吸をするようになり、舌や歯の位置が本来の位置とずれることがあります。指しゃぶりを長く続けていると、前歯が閉じない開咬になりがちです。

❼ 舌の横に、歯の跡がいつもつく

舌の位置が本来の位置でなかったり、舌が大きかったりはれていたりすると跡がつきます。この状態の舌が歯を押し出してしまいます。

❽ 食べ物をよくかめない、かむ回数が少ない

犬歯から後ろの歯のかみ合わせが合っていないと、しっかりかめないので、早食いになったりすぐに飲み込んでしまったりします。子供の食事で、他の子供より時間がかかっている、などのサインがあれば、歯並びが原因のこともあります。

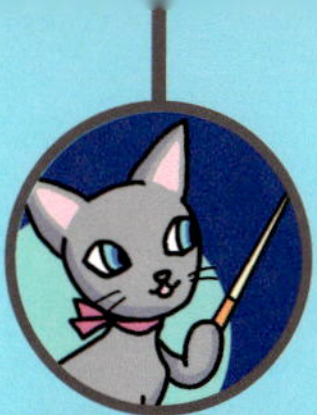

Chapter◆6
矯正歯科治療は進化している!
～歯が動く仕組みから最新の治療まで～

「歯が動く仕組み」を利用した歯列矯正
技術の進歩で治療法の選択肢が増加

歯並びの矯正治療法はひとつではない

歯列矯正は、歯やあごの位置を動かすことによって、正しいかみ合わせと美しい歯並びを得るための治療法です。

歯列矯正にはさまざまな方法がありますが、これまでは歯に「ブラケット」という装置を取り付け、そこにワイヤーを通して少しずつ歯を動かしていく「ワイヤー矯正」が一般的な治療法でした。近年ではそれに加えて、目立たない装置を使ったり、従来よりもスピードアップしたりできる治療法が現れています。

具体的な治療法をご紹介する前にまずは、どうして歯を動かすことができるのか、その仕組みについて説明しましょう。

不思議だけど本当の話「歯は動くようにできている」

そもそもの話ですが、歯はどうして動かせるのでしょうか。

歯が動く仕組みには、代謝が大きく関わっています。代謝とは、体の外から取り入れた物質で体内に新しい物質を合成したり、エネルギーを出し入れしたりすることです。ダイエットの知識でご存知の方も多いでしょう。この代謝が、歯肉の下にあるあごの骨（歯槽骨《しそうこつ》といいます）に起こることで、歯を動かすことができます。歯列矯正では、この「骨の代謝機能」を利用して歯を移動させます。

骨は、一定以上の圧力がかかると「吸収」という現象を起こし、骨を溶かして圧力を軽減しようとします。87ページの図を見てください。歯の根元（歯根）は、歯根膜という繊維（ひも）状の層で覆われています。歯根膜は歯が受けた刺激を、神経を通じて脳に伝える働きをしています。歯が歯列矯正などにより一定の方向に力を加えられると、力を加えられた部分の歯根膜が圧迫され収縮し、反対側の歯根膜は伸びます。すると、副甲状腺から歯槽骨に司令（ホルモン）が出され、「破骨細胞」と「骨芽細胞」が現れます。力の加わった歯槽骨の部分は破骨細胞によって破壊され、骨の吸収が起こり、歯根膜のスペースが新たに確保されます。

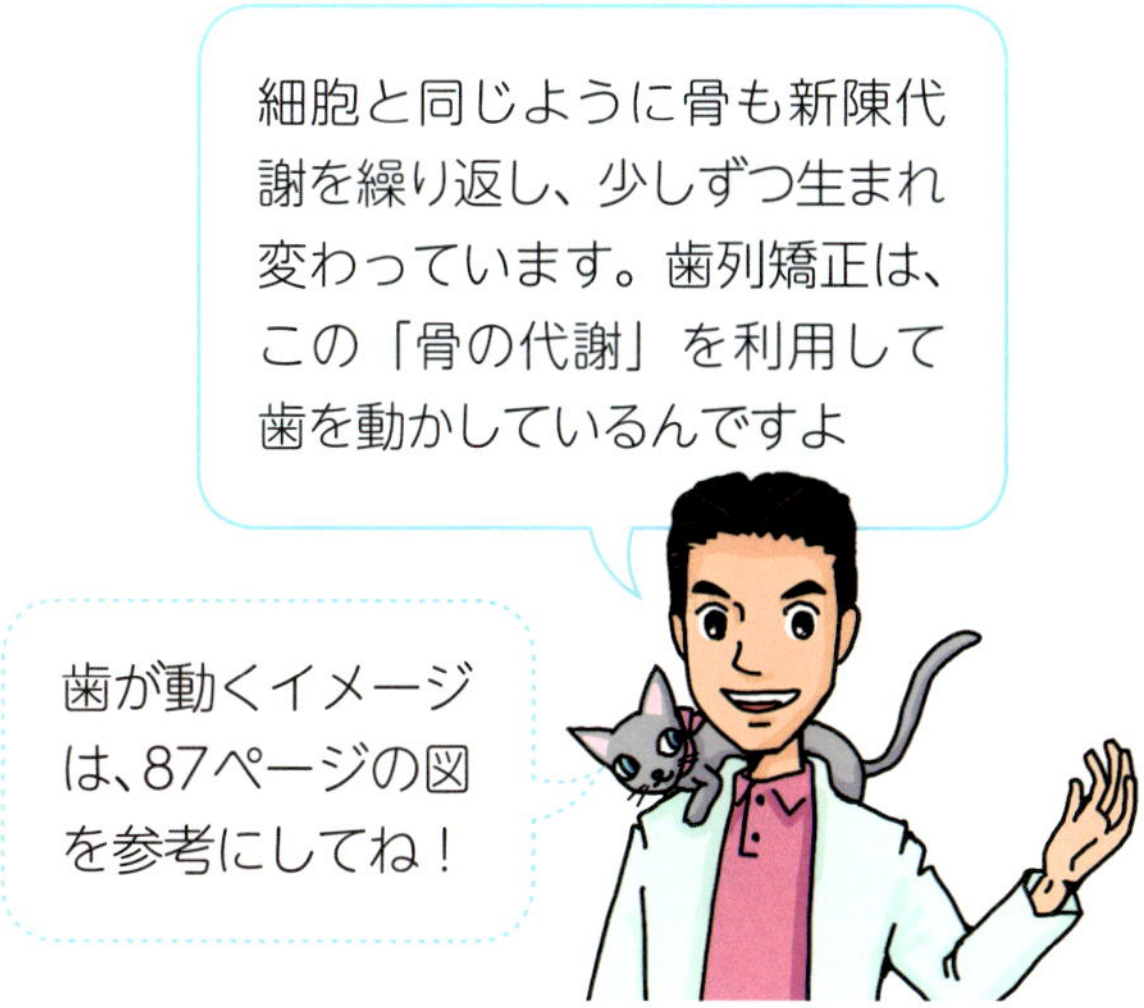
細胞と同じように骨も新陳代謝を繰り返し、少しずつ生まれ変わっています。歯列矯正は、この「骨の代謝」を利用して歯を動かしているんですよ
歯が動くイメージは、87ページの図を参考にしてね！

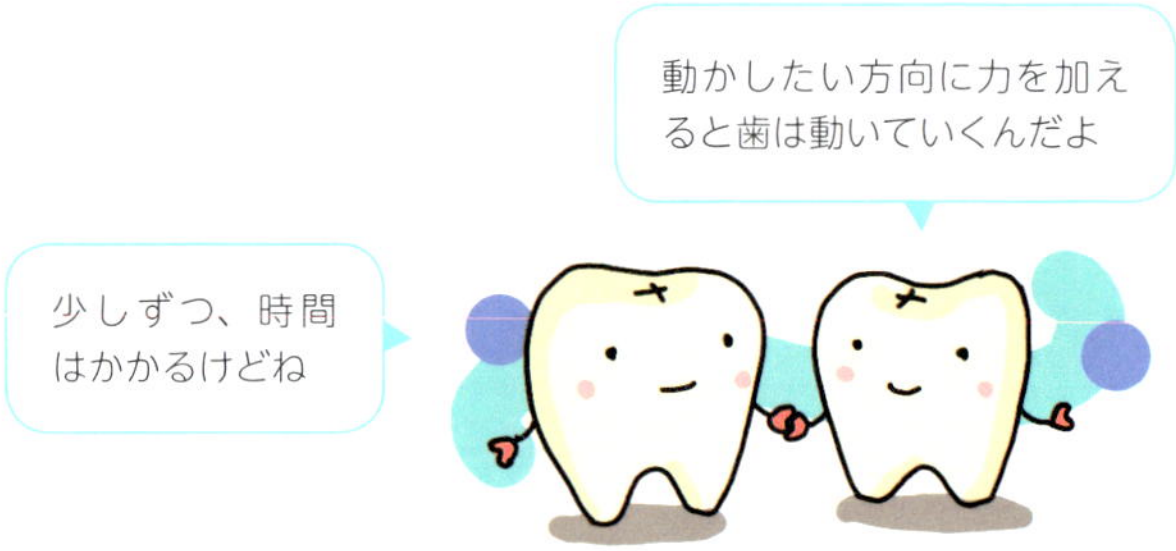

骨の代謝機能によって、動かしたい方向に動かせる

また、引っ張られた反対側の歯根膜は、伸びてしまった部分をカバーしようと、歯槽骨のその部位に現れた骨芽細胞によって、伸びた歯根膜が元の長さに戻る分の新しい骨をつくります。このように、歯を動かしたい方向に力を加え、歯根膜に圧力をかけることによって、歯槽骨が吸収されたり作られたりすることで、歯を動かすことができるのです。

このような、歯が動く仕組みを1サイクルとすると、1サイクルで歯が動く長さは約0・25㎜になります。これは歯根膜の厚み分だと考えてください。1サイクルの期間は、成人であれば2週間～1カ月、個人差や矯正器具、矯正歯科医師の技術などによって期間は変わります。

歯周病などのない健康な歯であれば、問題なく動かすことができます。ただし、骨性ゆ着（歯とあごの骨がくっついてしまうこと）している歯やインプラントの歯は動きません。また、歯根の弯曲が強いと歯が動きにくくなります。そのような場合は、94ページのインプラント矯正などの治療法を並用します。

なお、歯が動く速度は、強く力を加えてもスピードアップはしません。

歯は動くようにできている

歯の根元はコラーゲンの繊維でできた歯根膜で覆われ、歯を浮かせているような形でつなげています。そのため歯根膜はクッションのような働きをし、ものをかんだときに歯にかかる力が一部分に集中しないように分散させます。さらに、ものをかんだときの歯の感触を脳へ伝えたり、歯に栄養を届けたりもしています。

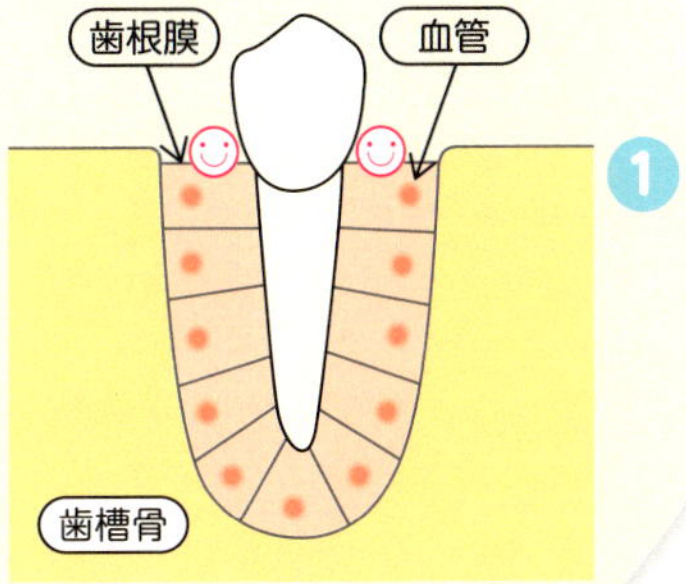

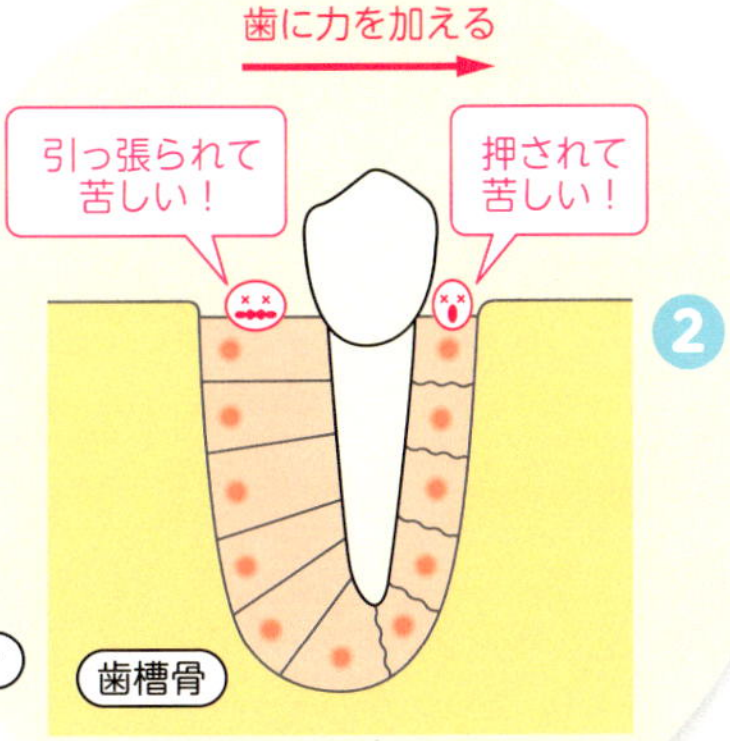

矯正歯科治療などによって一定方向に、血管がつぶれないくらいの弱い力を加えると、押された歯根膜が収縮し、反対側の歯根膜は伸びます。

歯根膜の繊維は、歯と歯槽骨の間の幅を一定に保とうとする働きがあります。力が加わって歯根膜が縮んだ部分は、その周囲の歯槽骨を、破骨細胞が壊し、吸収します。反対に、歯根膜が伸びた部分では、骨の中の骨芽細胞が働いて、新しく骨を作ります。

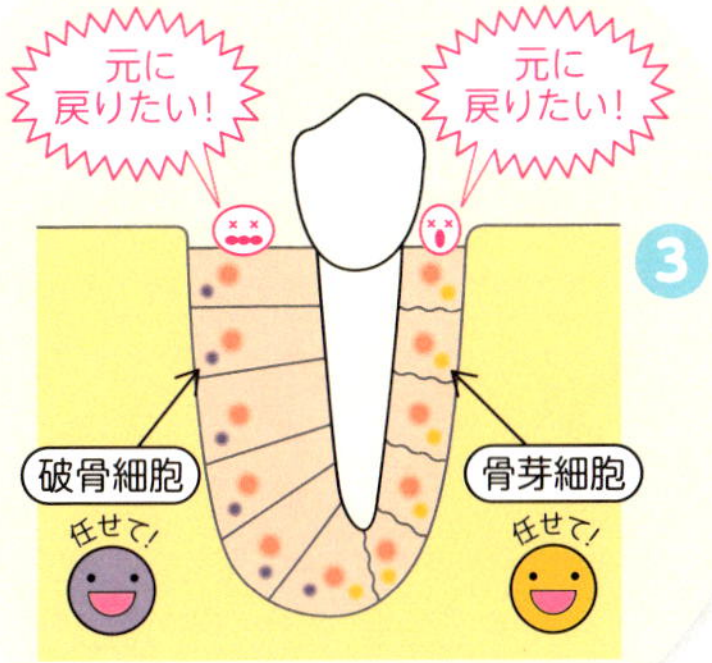

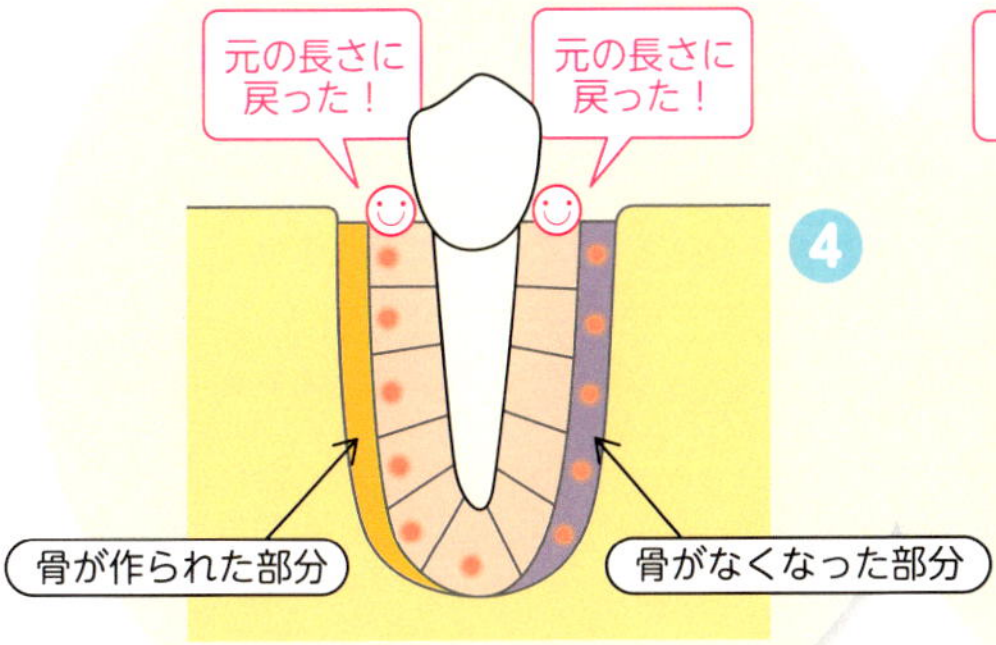

矯正治療は、このような骨の代謝機能を利用して歯を移動します。

歯列矯正法の種類

「ワイヤー矯正」は歴史ある矯正法 見た目に配慮したタイプも

歯列矯正の種類と特徴を知ろう

歯を動かす仕組みがわかったところで、歯を動かす装置や方法、あるいは歯を動かさずに治療していく方法をご説明します。それぞれの特徴とメリット・デメリットを理解して、ご自分の現在の歯の状況と、治療後にどうなっていたいかの目的に合った歯列矯正法を探ってみましょう。

ワイヤー矯正（マルチブラケット法）

ブラケットという装置を、歯の表面に歯科用の接着剤で1本1本接着させて、そこにワイヤーを通して歯を動かす治療です。ブラケットに通したワイヤーが元の形に戻ろうとする力を利用して歯を移動させます。

ワイヤーは、矯正用のゴムやリガチャーワイヤーと呼ばれる留め具でブラケットに固定されます。ワイヤーは形状記憶合金でできているものもあり、そのためワイヤーが元に戻ろうとする力がブラケットから歯にかかり、徐々に動いていきます。

ワイヤーの形状は月に1～2回程度調整し、少しずつ歯を動かすようにします。

治療期間

当然のことですが、歯並びによって治療期間が少し変わってきます。ブラケットの素材は金属や合成樹脂、セラミックなどが使われますが、歯の色に合わせたり透明だったりする審美ブラケットの素材に合成樹脂やセラミックを使う場合は、金属より少し治療期間が長くなったり、より高価になったりする傾向があります。

メリット・デメリット

ワイヤー矯正は他の治療法より古くから行われている方法です。

デメリットは、ブラケットが金属であれば当然ですが、他の目立ちにくい素材でもワイヤーは金属であるため、ある程度存在感があります。

また、歯みがきがしにくく、しっかりブラッシングが出来ないと、むし歯や歯肉炎になりやすくなったり、装着後一定期間は鈍い痛みや違和感が続くことがあります。さらには、装置の一部が口の中に当たって口内炎ができることもあります。

歯の裏側に装具をつけるワイヤー矯正

歯の裏側に装置をつけて、矯正装具を目立たなくするための改良等を加えた治療法があります。

■種類

＊舌側（裏側）矯正

歯の裏側に装着するブラケット（リンガルブラケット）を使った治療法。矯正器具が前からは見えないのが最大のメリットです。デメリットは、歯の裏側は歯みがきしにくく食べ物が挟まりやすい、発音がしづらくなることがある、などです。料金は表側の矯正より割高なことがあります。

＊ハーフリンガル矯正

下の歯は表にブラケット装置をつけ、上の歯のみリンガルブラケットを使った矯正法。目立ちやすい上の歯のみ裏側に器具をつけます。半分裏側なので、値段は舌側矯正よりは安くなりますが、ワイヤー矯正よりは割高です。

スマイリーのミニ解説

＊ 歯列矯正治療の歴史 ＊

歯並びに対する関心は、いつ頃からあったと思いますか？はるか時代をさかのぼり、紀元前・古代ギリシャの時代には、すでに歯並びやかみ合わせに関する記述が残されています。また、歯を動かす目的のものと考えられる装置が、古代ギリシャやイタリア半島の遺跡から出土されたというから驚きです。矯正に対する探究は、この頃から始まっていたといえるでしょう。

矯正歯科治療の概念が一般に広がり始めたのは18世紀頃。現代のように、装置を使用した歯列矯正の研究が行われるようになりました。さらに20世紀初頭には「歯科矯正学の父」といわれるエドワード・アングル氏がブラケット装置を用いた「エッジワイズ法」を創案。これが「ワイヤー矯正」の基礎となり、矯正歯科治療の主流として発展しました。

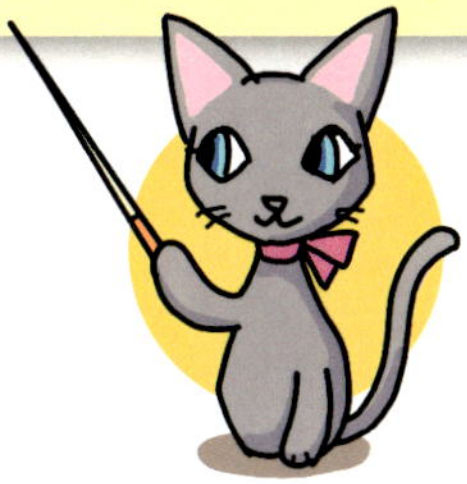

最近注目されている歯列矯正法 マウスピースをつけかえて歯を動かす

アライナー（マウスピース）矯正法

「アライナー」という透明のプラスチック製のマウスピースを使用して、歯を動かしていく歯列矯正法です。アライナーとは、歯をアライメント（配列）するという意味から名付けられました。そのため、欧米では歯列矯正用マウスピースのことをアライナーと呼んでいます。

治療前の歯並びをスタート、治療後の理想の歯並びをゴールとし、その間に数十段階の歯型（マウスピース＝アライナー）をつくります。治療開始から定期的に（たとえば1～2週間ごとに）アライナーをつけ替えていき、歯を動かしていきます。

アライナーは取り外しができるので、食事や歯みがきのときは外します。そのため、食事は普段と同様に楽しめますし、装具を外さずに歯みがきをするワイヤー矯正よりもむし歯になるリスクが低くなります。

■種類、メリット・デメリット

欧米や国内のメーカーによるシステムが数種類あります。インビザライン・システムは米国にデータを送って、技術者がアライナーを一回ですべて作成しますが、他のシステムは日本で治療ステップごとに製作するなどの違いがあります。

マウスピースの素材や厚さもメーカーにより異なります。形状は、歯のみを覆うタイプ（インビザライン）や歯茎まで覆うタイプ（クリアアライナー、イークライナー、オペラグラス、アクアシステム、エシックスなど）があります。

一つのアライナーの装着期間は、1週間から1カ月とまちまちですが、あまり長い期間同じアライナーを装着していると、歯がなかなか動かないので治療期間が延びる傾向があります。1日の装着時間も7〜22時間と、それぞれの装置によって適した時間が設定されており、その時間を下回るとやはり治療期間が伸びたり、治療がうまくいかなかったりすることもあります。

食事や歯みがきのときに、取り外すことは共通しています。

インプラント矯正

あごの骨に固定源を設定してより効果的な歯の移動を可能にする

インプラント矯正とは?

歯列矯正用の小さなインプラント(インプラントアンカー)を、あごの骨(歯ぐき)に埋め込み、そこを固定源としてワイヤー装置やアライナー矯正と併用して歯を動かす治療法です。治療が終わればインプラントは取り除きます。

通常、矯正治療は歯と歯の引っ張り合いや押し合いで歯が移動します。しかし、より効果的に歯を動かしたいときや、骨が硬くて、歯が動きにくい下あごの大臼歯を後方に移動させたりする際に使用します。どんな場合でも使用するわけではなく、ドクターの計画により、使用したほうがよりよいと判断された場合のみに行います。

*矯正用インプラントアンカーとは?

歯列矯正用のインプラントで、2種類あります。ネジ型の「ミニスクリュー」と、細い板状の「ミニプレート」があります。インプラントとは〝埋め込む〟という意味で、体内に埋め込まれる器具のことを指します。

*矯正用インプラントはどうやってつけるの?

部分麻酔をして行います。ミニスクリューは1本につき3~5分強で、ミニプレートの場合には、1本につき15分~25分くらいで終わります。ミニプレートのほうがより強く引っ張ることが可能ですが、どちらをつけるかは治療法によって変わります。

＊インプラントはいつ外すの？

矯正治療の終了後、保定の前に外します。

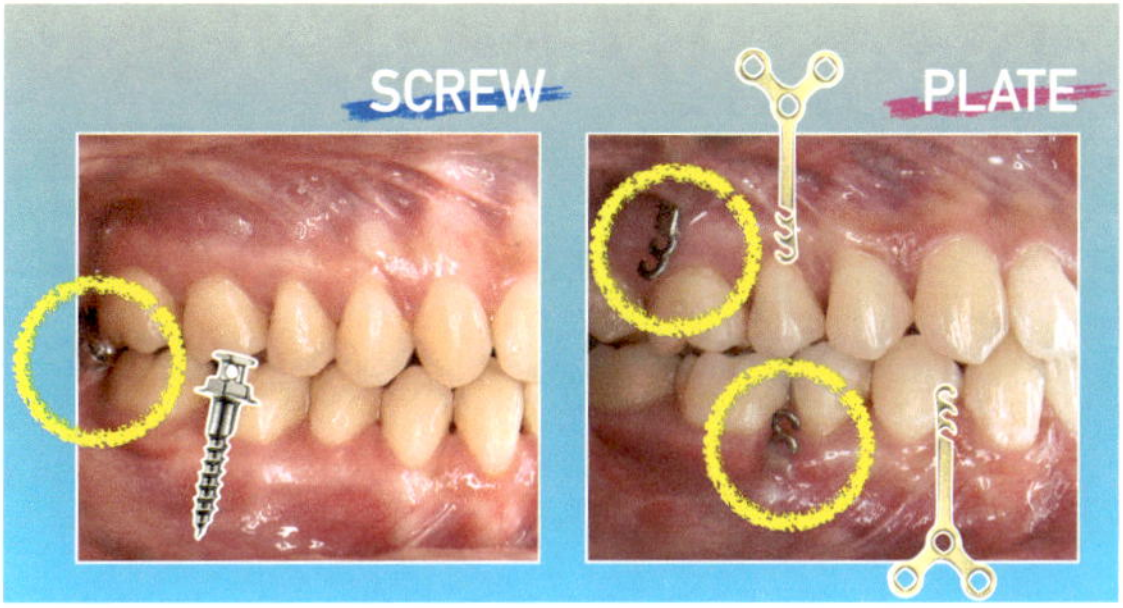
SCREW
PLATE
写真はインプラントを埋め込んだ状態です。
左が「ミニスクリュー」、右が「ミニプレート」。

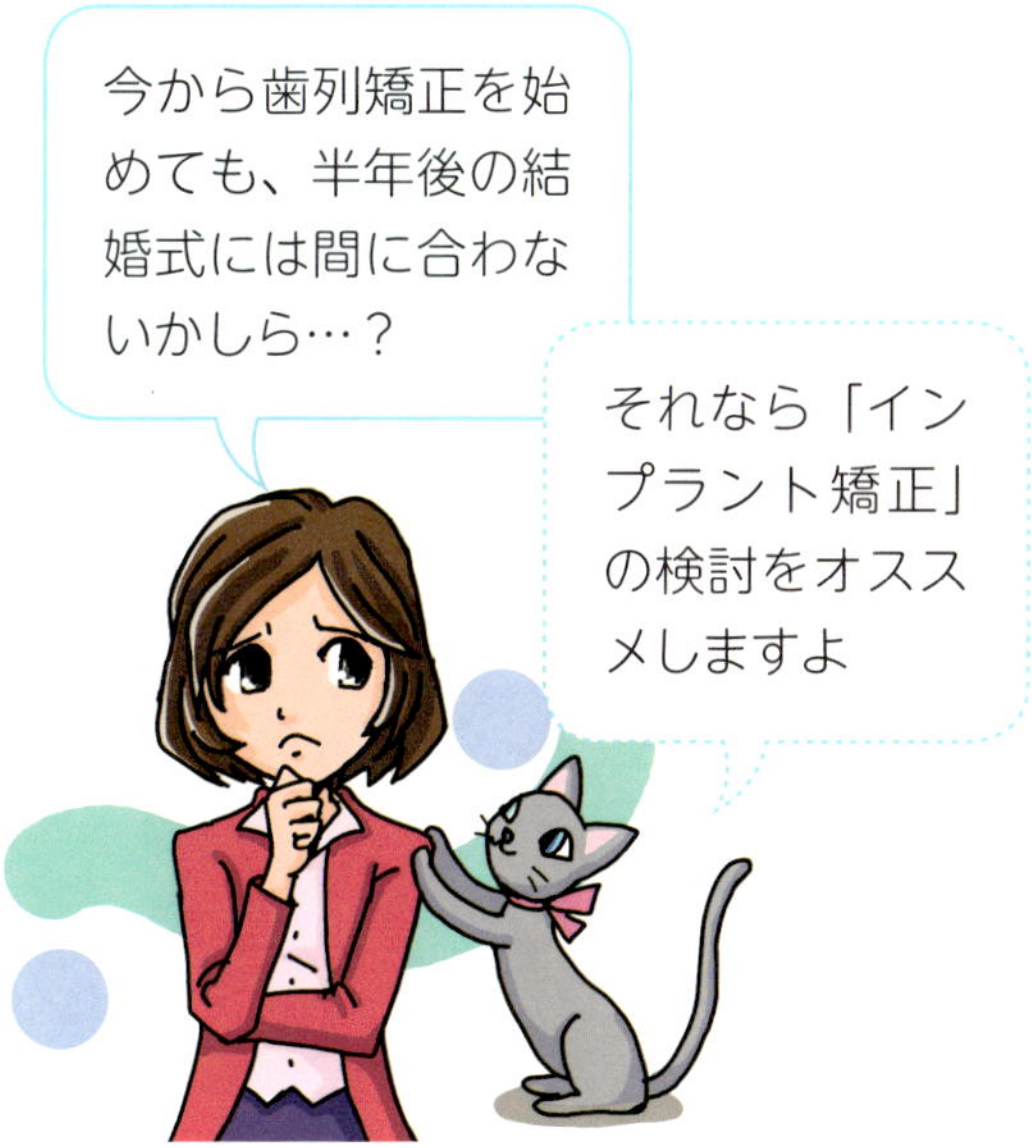
今から歯列矯正を始めても、半年後の結婚式には間に合わないかしら…？
それなら「インプラント矯正」の検討をオススメしますよ

小児矯正

メリットが多く、治療結果も良好
骨の成長をコントロールしながら治療

小児矯正

14歳くらいまでの、あごの骨が成長している間に行う歯列矯正です。小児のうちから歯列矯正を行うと、大人になってからさらによい治療を行うことができる場合があります。専門用語では、混合歯列期（歯のはえ変わる時期）の「咬合誘導治療」といいます。

大人の歯列矯正は歯を動かす治療ですが、あごの骨がまだ成長し続けている子供の時期に治療をすると、ある程度あごの成長をコントロールしながら歯列矯正を行うことができます。具体的には、上あごと下あごの大きさのバランスをとったり、歯とあごの大きさのバランスをある程度とることで、永久歯がはえるスペースを確保することができます。

■治療期間と矯正開始時期

子供のあごの骨の成長が終わる15歳前後までは成長の経過を観察する必要があるので、矯正期間は大人の歯列矯正に比べると長くなる傾向にあります。18歳からは大人の歯列矯正と同様になります。開始に適した時期は、2段階に分けられます。あご自体を矯正する骨格矯正（1期矯正）は6歳～12歳くらいまでの間に行うと、よい結果を得られやすいようです。永久歯が完全に萌出した歯列で、あごの成長が終了している場合の歯列矯正（2期治療）は、11歳くらいから開始します。

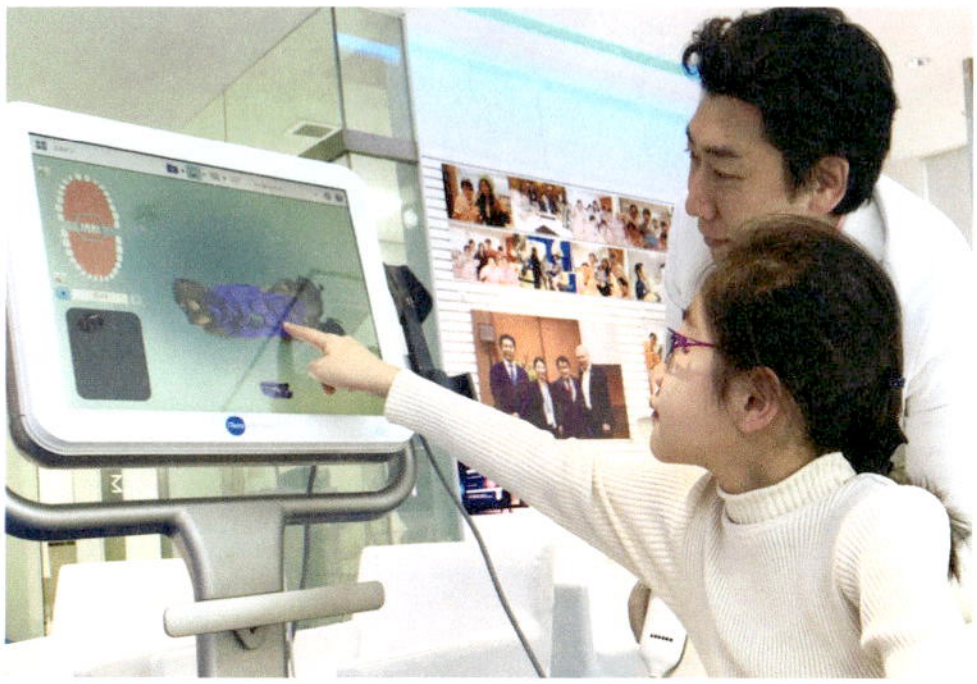

インビザライン・システムでは専用のスキャニング機器で歯型をとるので、子供でも負担が少なくてすみます

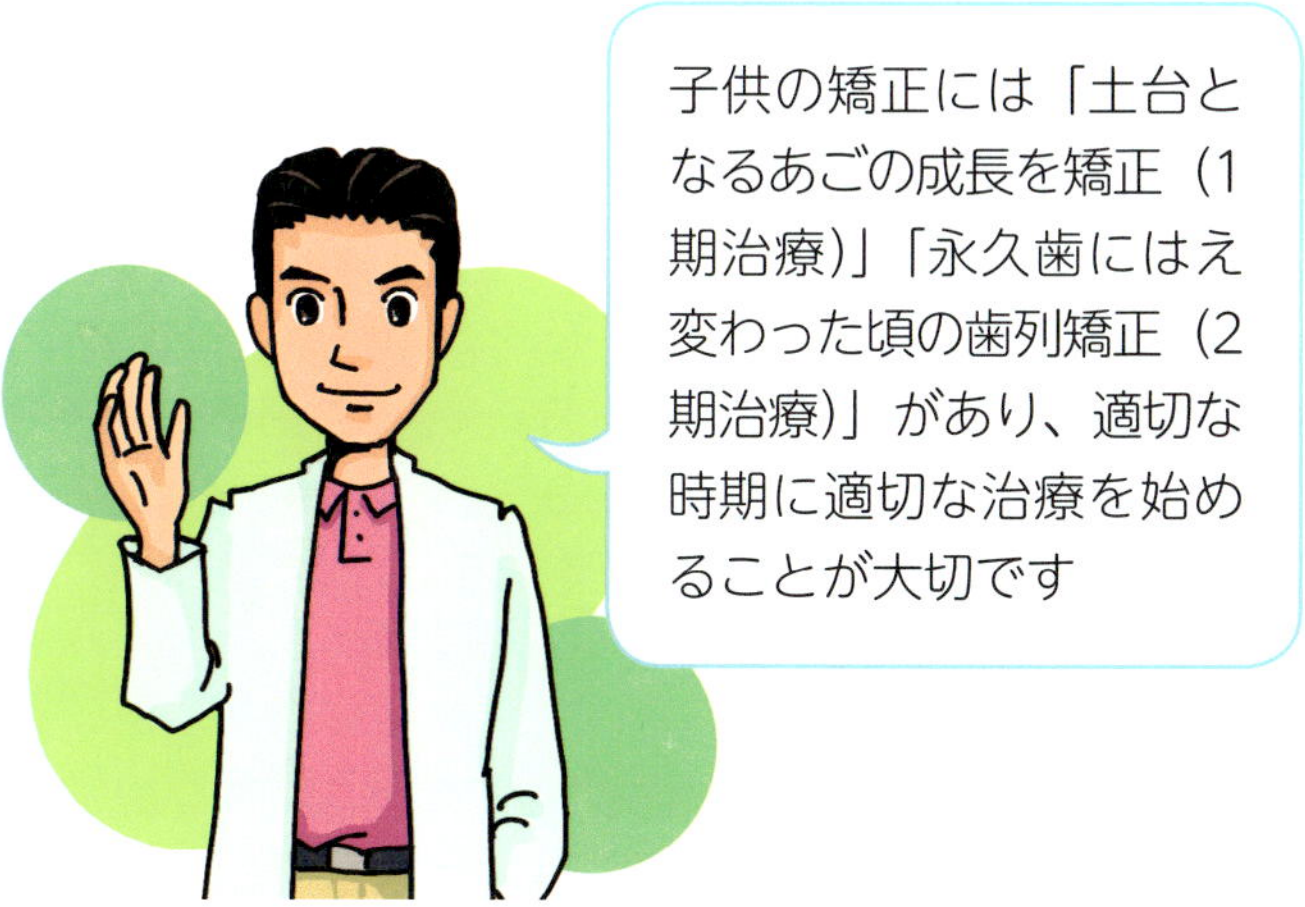
子供の矯正には「土台となるあごの成長を矯正（1期治療）」「永久歯にはえ変わった頃の歯列矯正（2期治療）」があり、適切な時期に適切な治療を始めることが大切です

メリット・デメリット

大人ではすでに骨格の大きさが決まっているため抜歯をしなければ治療が難しい場合もありますが、成長に合わせるので歯を抜かなくてすむことが多くなります。

さらに、子供の頃に治療をしておくと、成長した後の矯正が不要になったり、大人になってから再度矯正治療が必要となっても、治療期間は一般的な大人の歯科矯正よりも短く、より良い治療結果が得られやすくなったりする傾向があります。

デメリットは、遺伝や骨格的な問題により、大人になってから再度矯正が必要になることもあること（とくに受け口＝下顎前突）、子供本人が治療に協力的でないとよい結果が得にくくなること、などです。

むし歯になりやすい時期の子供の矯正治療では、装置選びも大切です。ワイヤー矯正は本人の協力度は高くても、歯みがきの状態が悪いとむし歯になりやすくなります。一方、取り外しのできるアライナー矯正は、外して歯みがきができるのでむし歯のリスクを低くすることができます。本人の協力は必要ですが、家族や周りの理解も必要です。折に触れてサポートをしてあげるとよいでしょう。

■健康保険の適用について

大人も子供も、矯正治療は基本的には健康保険の適用外です。しかし「顎変形症」と診断された場合は大学病院などの定められた医療機関で矯正治療をすれば適用されます。

スマイリーのミニ解説

＊ 10代のマウスピース矯正 ＊

子供の矯正治療では「治療装置をつけるとむし歯になりやすくなるのでは？」と心配する親御さんが多いようです。その点、装置を取りはずして歯磨きができる「マウスピース型（アライナー）矯正」は、虫歯になりにくい矯正法といえます。102ページで紹介している「インビザライン・システム」では、ティーン世代を対象にした治療プランが用意されています。コンピュータによるシミュレーションで成長に合わせた効率のよい治療が行えるのをはじめ、痛みが少なく、矯正装置が目立たないので心理的負担が少ない、スポーツや楽器演奏も楽しめるなど、ティーン世代にとってはストレスの少ない治療法といえるでしょう。

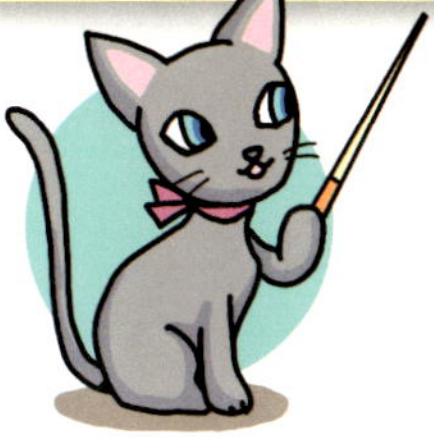

補綴治療と矯正治療の違い

歯を動かさない「補綴《ほてつ》治療」は治療期間が短くてすむけれど……

「矯正治療」と「審美治療、補綴治療」は根本的に違います

歯を動かさずに、見た目を整える治療を審美治療といいます。審美治療は歯列矯正治療とは考え方が根本的に異なります。

かぶせ物や差し歯などの人工物で行う歯の治療を「補綴治療」といいます。審美治療の一部は補綴治療で行います。

セラミックを使った補綴治療

ラミネートベニアやクラウンといった人工物（かぶせ物）を使用する治療法です。どちらも材質はセラミックです。

歯の表面（前面）を少し削り、そこに薄いセラミックのシェル（付け爪のようなもの＝ラミネートベニア）を貼り付けたり、歯を全部、あるいは多くの部分を覆う冠（クラウン）をかぶせたりします。これらの治療は保険は適用されませんので、ラミネートベニアやクラウンは1本数万円以上するのが一般的です。

これらの治療は矯正歯科治療ではなく補綴治療ですので、矯正歯科医師ではない歯科医師が行います。

注意点

「セラミック矯正」という言葉をインターネットなどで見ることがありますが、これは歯を動かす矯正治療とは異なります。矯正治療に比べて歯を削ったり、場合により神経をとる処置することこともありますので、事前によく確認しましょう。

補綴治療は、数回歯科医院に通えば終わるので、歯列矯正治療に比べて時間がかかりません。しかし歯を動かすわけではないので、歯の位置を変えるのに限界があること、治療した歯が壊れることもある、などの点に注意してください。

またラミネードベニアやクラウンは、基本的には歯を削る必要があります。ラミネートベニアの場合は表面のみですが、クラウンの場合は歯髄(歯の神経)をとらなければならない場合があります。歯を削ったり歯髄をとったりすると、そうでない歯に比べて歯の寿命が短くなります。

飛躍的な進歩を続けるアライナー矯正 綿密な治療計画で理想のゴールへ導く

現在注目される歯列矯正「アライナー（マウスピース）矯正」

アライナーという透明なマウスピース状の器具を使った、現在浸透している歯列矯正法は、1926年、Remensnyderによって発見されて以来、飛躍的に進歩しています。アライナー矯正にコンピュータを取り入れたインビザライン・システムが1996年に開発され、その2年後に米国食品医薬品局（FDA、日本の厚生労働省にあたる）から医療品の認可を受けて導入が開始され、広まっていきました。2001年にはヨーロッパでも導入（販売）開始、その後オーストラリア、香港、アジア、韓国と導入され、日本には06年末に導入されました。

その後マウスピース矯正の開発が進み、多くの歯科医師や患者さんに支持されたことから、技術は飛躍的に進歩しました。当初は簡単な症例しかできないと考えられていましたが、現在では、高い技術のある歯科医師ならかなりの難しい症例まで治療が可能であるという、世界中からの報告が増えています。

現在、世界でインビザライン・システムの治療を受ける患者数は520万人を超えているといわれています（2018年1月現在、アラインテクノロジー社のウェブサイトより）。

マウスピース矯正の種類とそれぞれの特徴

92ページでも簡単に説明しましたが、ここではさらに踏み込んで、インビザラインとその他のマウスピース矯正の違いに主眼を置いて説明します。

インビザラインの最大の特徴は、治療開始前のコンピュータ・シミュレーションによる精密な治療計画と、1枚のアライナーで歯の移動を0・25㎜にコントロールをすることで、すべての設計をすることです。

まず始めに、製造元であるアラインテクノロジー社独自の3次元シミュレーションソフトを使い、コンピュータで現在の歯並びから治療完了にいたるまでの総合的な治療計画の立案・検討を行います。米国で作成された治療計画は、インターネットを通じて日本の担当歯科医師との相談を経て決定されます。その後、これも同社独自のCAD／CAM（光造形）技術を用いて、治療段階ごとのアライナーを1度に全て作成します。

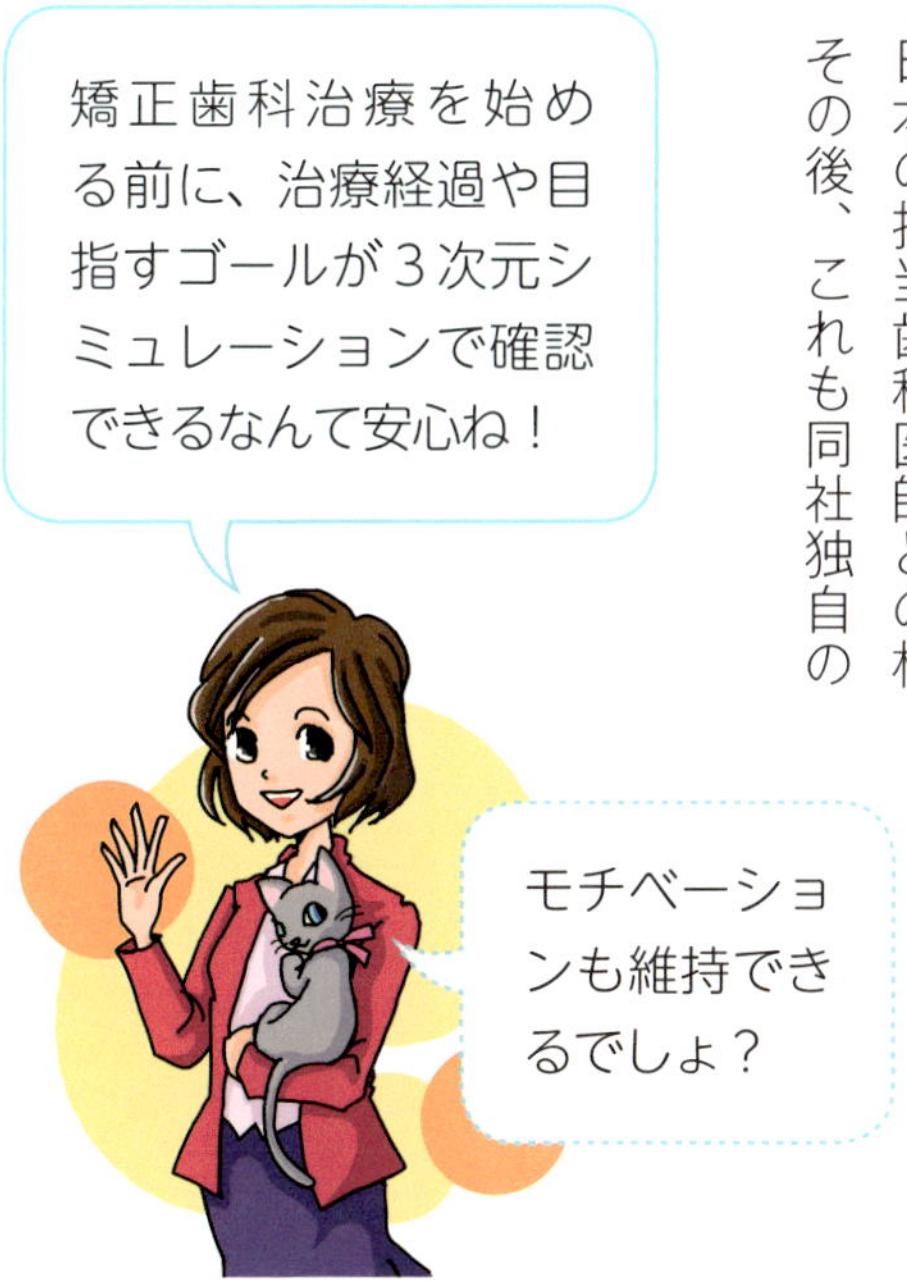
矯正歯科治療を始める前に、治療経過や目指すゴールが3次元シミュレーションで確認できるなんて安心ね！
モチベーションも維持できるでしょ？

インビザラインのアライナーは、このようにコンピュータで綿密、精密に計測し製作されるため、目標の歯の位置まで最短の距離と時間で動かしていきます。そのためトータルの治療期間は、ワイヤー矯正などの従来の矯正法や他のマウスピース型（アライナー）矯正とほとんど変わらないか、症例によっては早くなる場合もあります。

具体的な一例を挙げると、アライナー1枚で動かすことができるのは、0・25㎜、4枚で1㎜動く計算になります。通常の治療計画では、2週間に1回マウスピースを交換するので、2カ月で1㎜動くことになります。

コンピュータによる治療計画立案には、もう一つ利点があります。これまで同社では、全世界で520万人以上の過去のインビザラインの矯正臨床データをもっています。それを利用し、過去の膨大なデータより最も効率のよい歯の移動を分析することで、一人ひとりに最も合った治療計画を作成することができます。

治療を受けた人一人ひとりの臨床データ自体は常に増加し続け、分析方法のバージョンも上がっています。そのため治療はどんどん効率的になり、負担もますます少なくなっています。インビザライン・システムは矯正治療期間をさらに短縮できるよう、日々進化し続けています。

Dr.Ojima からの

アドバイス

歯の移動シミュレーションは、ドクターや歯科クリニックによって違います

インビザライン・システムは、コンピュータによる精密な歯の移動と計画が立てられますが、その内容はドクターの知識や経験数、技術によりさまざまです。

同じシミュレーションソフトを使っていても、すべてのドクターが同じ結果になることはありません。コンピュータによってオートマティックに計画されるものではないことを、ぜひ知っておいてください。

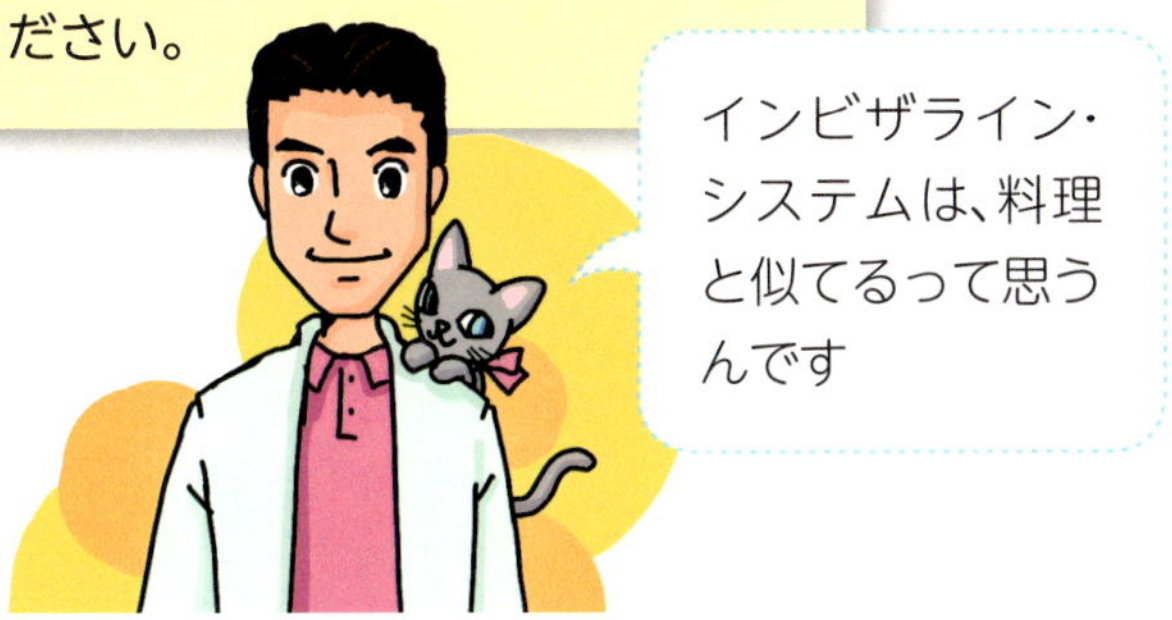
インビザライン・システムは、料理と似てるって思うんです

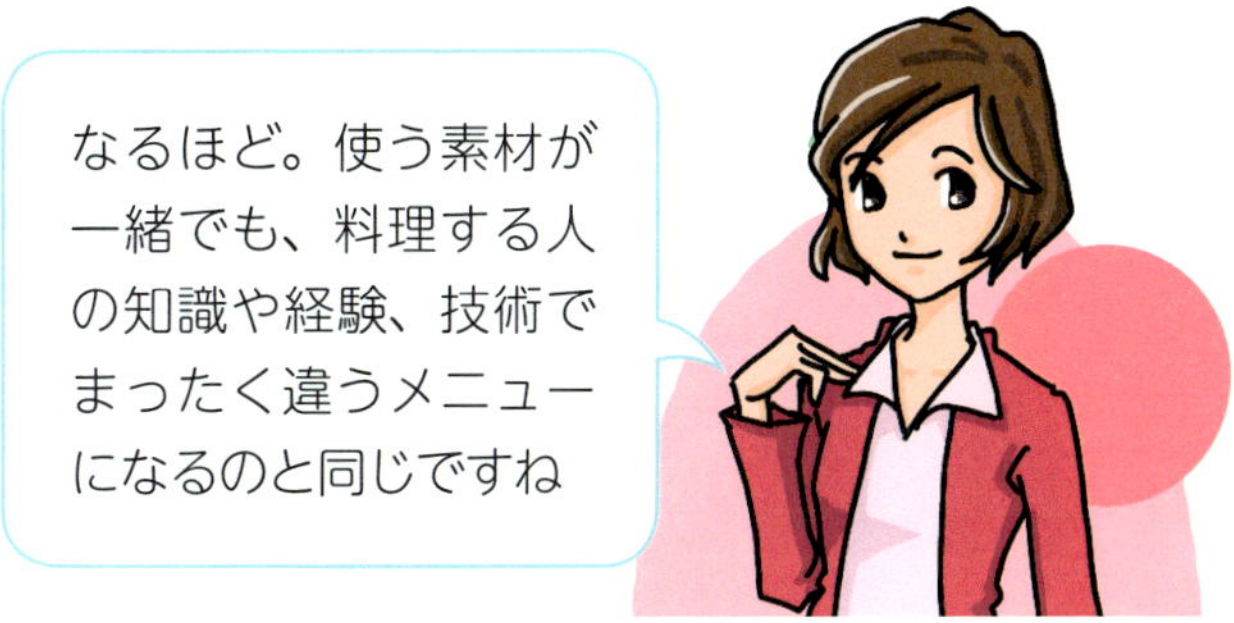
なるほど。使う素材が一緒でも、料理する人の知識や経験、技術でまったく違うメニューになるのと同じですね

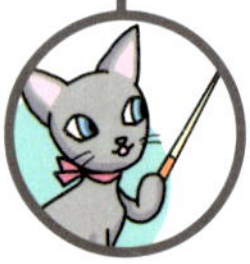

エピローグ

広がる矯正歯科治療の選択肢

～尾島理事長からのメッセージ～

最後に、私たちが現在注力している先進的な矯正歯科治療について、一部ですがご紹介して終わりにしたいと思います。

歯科の各分野に特化したドクターと提携して総合的に治療を行う「インターディシプリナリー」

昔は歯医者さんといえば、むし歯治療から歯周病治療、入れ歯作り、抜歯など、得意不得意はあったと思いますが、歯科医院の院長が何でも治療するのが当たり前でした。

ところが現在では、私どものような歯列矯正に特化した歯科クリニックや、歯周病治療クリニック、歯の根の治療（根管治療）のクリニックなど、特徴を活かした治療を行う歯科医院（クリニック）が増えてきています。歯科医療の進化にともなって、歯科医師も1つの分野を深く勉強し極めることで、患者様により良い治療を提供するためです。

医科でいうと、昔は内科で何でも診ていましたが、現在は循環器内科や糖尿病内科など、症状や体の部位ごとに特化した医師やクリニックがたくさん登場しています。このように細分化されて、より深化した医療を受けられることは良いことですが、他の分野にまたがる治療については、「基本的なことは知っているけれども、他の分野のことはよくわからない」ということが起きてきます。その場合、ある一分野を極めていたり秀でていたりする人は、必ず他の分野の医師をリスペクトし、その人と情報交換をして、必要であればその人に治療を任せます。

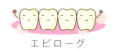

たとえば当院では、抜歯が必要な患者様には、口腔外科医がいる歯科クリニックをご紹介して、そこで抜歯をしていただくことがあります。また、歯周・外科・矯正・補綴といった歯科分野の高度な技術のあるドクター達と連携し、治療を行う「インターディシプリナリー」を実践しています。

骨格の矯正治療が必要な場合でも負担が少ない「サージェリー・ファースト＋インビザライン」

さらに当院では、「サージェリー・ファースト」という外科的歯科矯正治療法を考案し、世界的な第一人者である菅原準二先生に外科的矯正歯科治療の顧問をお願いしています。

外科的矯正歯科治療とは、歯を移動するだけでは治療することが難しい顎変形症の患者様に適した矯正歯科治療法です。従来の外科的矯正歯科治療では、あごの手術をする前に矯正歯科治療を1年半くらい行い、手術をした後にもさらに矯正歯科治療を行います。従来の方法は、治療に何年もかかったり、治療中に顔つきやかみ合わせが悪化したりすることがあり、それが大きなデメリットでした。それを解消するために考案されたサージェリー・ファー

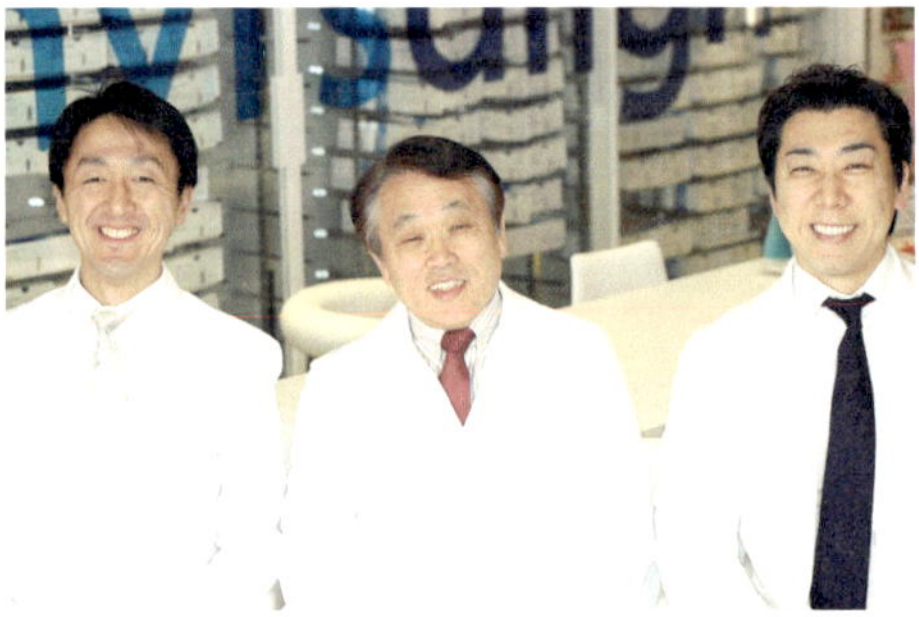

外科的矯正歯科治療の顧問・菅原準二先生（写真中央）、口腔外科担当の渡辺仁資先生、私（尾島）の三人でチームを組んで治療を行うこともあります

スト法は、最初にあごの骨の不調和を外科手術によって改善し、手術直後に矯正歯科治療を開始してかみ合わせの不具合や歯並びを改善するという方法です。この方法は、菅原準二先生が考案された画期的な方法で、患者様への負担も少なくＱＯＬ（クオリティ・オブ・ライフ／生活の質）も高く、治療期間も短いというメリットがあります。

当院では２０１４年に最初のケースを経験しました。もちろんサージェリー・ファースト法もインビザラインシステムを用いて行っています。

本日、米国の首都ワシントンD．C．で開催された「アメリカ矯正歯科学会」の講演が終わりました。宿泊先のホテルの部屋に戻り、この最後の原稿を執筆しています。私が今、参加しているアメリカ矯正歯科学会には、約2万人の矯正歯科医師たちが世界中から参加しています。とくにマウスピース型矯正歯科治療や加速矯正歯科治療（矯正歯科治療の速度を早める治療法）といった分野は、矯正歯科の中でも大きなトピックであり、世界中の多くの矯正歯科医師にとって新しい分野で感心が高いと感じます。

マウスピース型の矯正装置の精度も上がり、当院ではほぼすべての方が、インビザライン・システムで治療することができるようになりました。現在でもシステムや素材、シミュレーション技術が進化し続けているこの矯正歯科治療法に、なお一層の期待を寄せています。

笑顔がステキになることはもちろん、美味しくかんで食べること、話すこと、それらに関わる歯並びについて諦めている人、諦めかけている人がいらしたら、まずはどうぞ相談にお越しください。国内では北は北海道から南は九州・沖縄まで、当院には各地から歯並びに悩んでいる方が来院されています。海外からご来院いただくこともあります。

365日、私たちは歯を使わないことはありません。そして毎日必ず人と会い、大切な時間を共有しています。その瞬間をよりステキな時間にするために、その一歩を踏み出すことで、あなたの今後の人生が大きく変わるかもしれません。

この本がきっかけになり、悩みを持っている方がステキな時を過ごしていただくきっかけとなれば幸いです。

2018年5月　米国　ワシントンD.C.にて

医療法人社団スマイルイノベーション
理事長　尾島 賢治

PROFILE

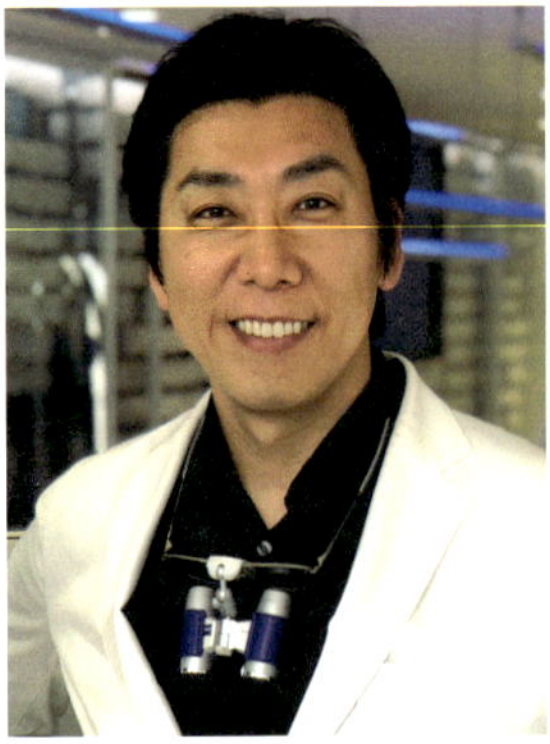

医療法人社団スマイルイノベーション 理事長
本郷さくら矯正歯科 院長
イタリア・トリノ大学矯正歯科 非常勤教授

尾島 賢治

Kenji Ojima

経歴

1997年	昭和大学歯学部卒業。 同年、昭和大学歯科病院矯正歯科入局。 同病院退局後、都内歯科医院の矯正歯科治療担当。
2007年	東京都文京区に本郷さくら矯正歯科開設。
2014年	医療法人社団スマイルイノベーション理事長に就任。 同年、イタリア矯正歯科学会においてインビザラインについての講演を行い、Best Oral Presentation Awardを受賞する。
2015年	スマイルイノベーション矯正歯科・新宿を開設。
2017年	イタリア・トリノ大学矯正歯科非常勤教授に就任。
2018年	アメリカ矯正歯科学会ドクタープログラムにおいて、日本人で初めてのインビザラインシステムの講演を、約1000人の矯正歯科医師たちが参加した大会場にて行う。

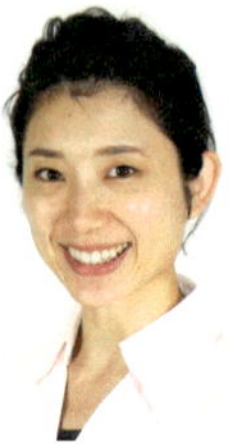

医療法人社団
スマイルイノベーション 理事
本郷さくら矯正歯科 副院長

檀 知里

Chisato Dan

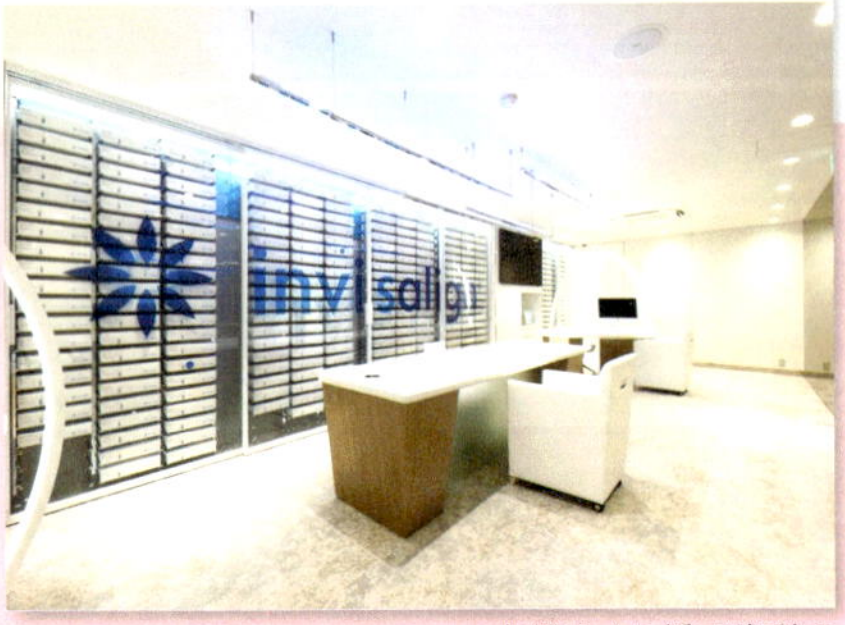

本郷さくら矯正歯科の
カウンセリングルーム

＊都内で2つのクリニックのご紹介＊

医療法人社団
スマイルイノベーション

本郷さくら矯正歯科

〒113-0033
東京都文京区本郷2-39-5 片岡ビル2階・3階

スマイルイノベーション矯正歯科・新宿

〒160-0023
東京都新宿区西新宿
1-3-17
新宿第一アオイビル4階

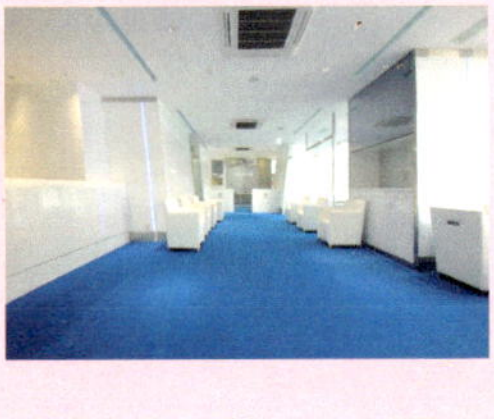

新宿のクリニックはテーマカラーのブルーが基調

インビザライン矯正に関する
ご相談・ご予約は
こちらまでお願いします

☎0120-244-010

http://natural-whitening.com/

歯並びで変わるあなたの第一印象
マウスピース型矯正治療　インビザライン

二〇一八年八月一〇日　発　行

監修者　医療法人社団
スマイルイノベーション理事長
尾島　賢治

発行所　丸善プラネット株式会社
〒一〇一-〇〇五一
東京都千代田区神田神保町二-一七
電話（〇三）三五一二-八五一六
http://planet.maruzen.co.jp/

発売所　丸善出版株式会社
〒一〇一-〇〇五一
東京都千代田区神田神保町二-一七
電話（〇三）三五一二-三二五六
https://www.maruzen-publishing.co.jp/

執筆協力　石井　悦子
（日本医学ジャーナリスト協会会員）
編　集　富樫　泰子
デザイン　滝沢　葉子
イラスト　一木　みかん
印刷・製本　富士美術印刷 株式会社
ISBN978-4-86345-386-9 C0077